大都会で最期の日々を送るには

ホームドクターと考える「老後入門」

土屋輝昌

まえがき

「老境に入る」ということばがあります。

「老後を迎える」「晩年を迎える」ともいいますが、それはともかく、人が仕事などの第一線を退いて、さらに年齢を重ね、老境に入ったと自覚したら、まず考えるのは「残りの日々をどう幸せに生きるか」ではないでしょうか。

定年退職時などには「第二の人生」とも呼ばれ、自分自身の時間が多くなっていく日々。年齢とともに限りある命を感じて、次第に愛おしく大切に思えてくる老後の「時間」――。

では、そんな大切な時間をできるだけ長く過ごして、幸せに生きるには、どうすればいいのでしょう？　何に気をつけ、何を知り、何を準備すれば、その幸せへの道は開けるのでしょう？

端的にいえば、その幸せへの道に立ちふさがるのは、老年ゆえの病と衰えです。

いまはまだまだ元気でも、人はだれでも歳をとれば病気にかかり、いずれは身体も衰えて、すべてのことが思うようにはならなくなります。そこを乗り越え、少しでも長く元気で幸せな日々を送るには、病気に対する予防や治療、身体の衰えに対する日常生活の手助けなどが必要になります。

しかし、そうなったとき、「高齢者医療」や「介護」に知識のない人はどうなるでしょう。ただ困惑し、間違った道を選ぶかもしれません。また、なんとなく知ってはいても、具体的にどうすればいいのかや「そもそも」がわからないから、いまから不安だという方も多いことでしょう。

この本は、そうした人たちに向けて書かれた、いわば「老後への入門書」です。

読者のみなさんが老後を幸せなものにできるよう、在宅医療に日夜取り組む医師として、また介護施設の運営者として、みなさんの前に立ちはだかる問題を初歩から解説し、医療や介護の基本的な情報とともに考え方のヒントや提言までを盛り込んであります。

私はこれまで、東京都心の麻布を拠点として外来診療と訪問診療に従事し、ゼロ歳児から百歳以上の方々を診療し、また多くの高齢者を看取ってきました。さらに青山では、自立困難な高齢者のために「サービス付き高齢者向け住宅」と「看護小規模多機能型居宅介護事業所・複合型サービスケアセンター」を設立し、運営してきました。しかし、その過程で多くの問題点を痛感し、この日本の、とくに都会における「老後の過ごし方」の難しさを、具体的に知るようになりました。

そうした難しさを乗り越えて、都会に住む高齢者が最期まで元気で幸せに過ごすにはどうすればいいのか……。それを、みなさんと一緒に考えたいと思って書き始めたのが、この本です。

本書では、高齢者の医療と介護について、初歩的な解説を述べるとともに、私の経験から知り得た「超高齢社会」と「都会での老後の過ごし方」「医療・介護の実態」などを、みなさん自身が直面する問題として提起しています。そしてそれは、都会に限らず、明日の日本全体が直面する問題であるとも思います。

ぜひ、みなさんもご一緒にこの問題を考えていただき、より幸せな「あなたの老後」へ道を拓いていただければと切望しております。

もくじ

第四章●老後の「難題」を乗り越えて

第五章●知っておきたい「医師」と「ケアマネ」のこと

第六章●幸せな終末期に向かって

第七章●病気との「つきあい方」を知る

第八章●支援や介護が必要になったら

第九章●失敗しない施設・サービスの選び方

第十章● 心温まる環境で暮らし続けるために

第一章●超高齢社会はこんなにつらい

長寿社会を喜びたいが……

日本人の平均寿命は、二〇一三年の統計によると女性が八六・六一歳、男性が八〇・二一歳で、女性は世界一の長寿となっています。まさに長寿大国ニッポン。じつに喜ばしいことです。

一方、日本人の死因第一位はといえば、がん（悪性新生物）ですが、これはある程度老化とともに発症するものですから、高齢になってがんで死亡するということは、ある意味、人生をまっとうしたともいえます。世界に目を向ければ、依然として不衛生な水などを摂取したことによる「微生物感染症」が死因の第一位であり、その多くが五歳未満の子どもです。衛生的な環境づくりや医療の普及などが可能であれば、命を落とさずにすむ子どもたちが多くいるのが現実なのです。

こうして見ると、文明が発達し、衛生的な環境が整い、そして世界にも誇れる医療が発達したことが日本を長寿国にしたのは間違いないでしょう。

しかし、本来であれば喜ばしい状況であるはずの長寿社会ですが、そこにはさまざまな問題が立ちはだかっています。

新聞などでも「超高齢社会にどう対応するか?」などといった見出しが躍り、まるで高齢者は「やっかい者」扱いです。たしかに、急速に進む超高齢社会は、医療費、介護費、施設不足など、さまざまな問題を世に投げかけてきました。

個人レベルの問題としても、親の介護のために仕事を失ったり、地方に住む親の介護のために遠距離を行き来したり、子ども世代への負担が重くのしかかっています。

また、現在の高齢者は戦後の困難な時期を乗り越えられた人たちですから、介護される側になっても我慢をして助けを求めず、困難な生活を耐え忍び続ける人や、その果てに孤独死してしまう人さえいることは、折々のニュースなどが伝えるとおりです。

長寿社会を心から喜ぶには、まだまだ解決しなければならない問題がいくつもあるのです。

少子化も進むなかで

出生率の上がらない日本では、人口の減少は避けられない事実です。いまはすでに人口は減少に転じていて、政府もなんとか少子化を抑制しようと必死です。

しかし、保育所への待機児童の問題や長時間労働の問題など、子育て環境はまだまだ整っていません。みんなが子どもを産んで育てよう、社会で見守っていこうという意識は、まだまだ高まっていないような気がします。

先進国では、どの国でも出生率は下がります。しかし、北欧やフランスなどはいち早く少子化対策に取り組み、歯止めがかけられていますが、日本では出生率は上がっていません。「超高齢少子社会」がこれほどまでに急速に進んだ先進国は有史以来例がなく、これから日本はこの未知の社会構造とどう向き合っていくのか、明確なビジョンは明らかにされていないのです。

そんななか、たとえば高齢者の介護にかかわる人材を確保するのは、現在でも難しい状況ですが、今後はもっと厳しくなるでしょう。

実際、どこの施設や介護事業所でも看護師や介護士は人手不足であり、そのために、高齢者のなかには介護保険で介護が受けられるはずなのに、思うように利用できない人も出てきています。また、親族以外には介護者がいないことを理由に、働き盛りの人たちが離職しなければならないケースも珍しくはありません。もはや身内だけではもちろんのこと、介護保険制度でも支えきれない状況にきているのです。

現在、これからの介護を担う新たな人材として、外国人労働者を受け入れる方向も検討されていますが、日本社会に根ざした介護のあり方を外国人にどう体得してもらうか、また高齢者の方が彼らとの文化の違いをどこまで受け入れられるか、という課題も残ります。

一方、介護にかかわる国の予算や、個人が担う自己負担額についても、これからはますます増えるでしょう。社会保障費の予算を高齢者の増加率に合わせて増やすことは不可能です。おそらく、介護保険の個人負担は増えても給付は減るという道筋をたどるでしょう。そして、高齢者やその家族は、自助をこれまで以上に求められることになると思います。

その「自助」についていえば、いまは個人差はあるものの、幸いに多くの高齢者の方はとても元気です。七十代の男性にうっかり「おじいちゃん」などと言ってしまうと怒られてしまいます。若年人口が減り、増え続ける高齢者を介護する人も減るなかでは、こうしたお元気な高齢者の方たちが、高齢者同士で買い物や簡単な掃除、あるいは見守りなど日常生活を支え合うことも必要になるでしょう。そのことで高齢者が再び生きがいややりがいを見出すことも大事になると思います。

つまりは、日常生活を支える部分は家族や地域の元気な高齢者の方たちが担い、身体介護などの知識や技術が必要な部分はプロの医療従事者や介護職が担う、といった分担が、今後はもっと必要な時代になっていくのかもしれません。

減る一方の年金支給額

ところで、二〇一四年の春には消費税が八パーセントになりました。二〇一五年にはさらに二パーセント上げられる予定でしたが、これは一年半先延ばしされることになりました。将来は二〇パーセントになるかもしれません。

二〇一四年に上昇した三パーセント分は社会保障費に充てるということでしたから、これが本当ならば高齢者にとってもよい効果をもたらしたかもしれません。しかし現実の例として、一方で高齢者が受け取る年金は減っています。年金の支給開始年齢は上がり、保険料や消費税も上がり、実質的な年金額は下がるというのでは、高齢者にとってみれば泣きっ面に蜂でしょう。

消費税率に限らず、政策というのは、だれもがよい方向に向かうように立てられるものでしょうし、そうあってほしいものですが、実際には不完全ということもよくあるのです。

たとえば、高齢化が急激に進んだ結果、高齢者に対する政策や制度は頻繁に変化しています。数年単位で制度が変わるため、高齢者介護の専門家であるケアマネジャー（以下「ケアマネ」と略記）ですら、それを理解し活用していくことが難しい状況です。それだけではなく、ケアマネさんは、その新しい制度を理解するための研修や事務処理のために、ただでさえ足りない時間を割かなければならないという現実もあります。

そのような制度を、高齢者の方が理解するのはもっと困難であることは、容易に想像がつくと思います。家族ですら、それらを理解して活用するには相当なエネルギーが必要でしょう。まして自己判断が難しくなった高齢者や、家族のいない高齢者の場合は、すべてケアマネ次第、となってしまうのです。もしケアマネが先ほどのような研修などで忙しかったらどうでしょう。きちんと高齢者の方と向き合えるでしょうか?

医療も介護もカネ次第?

いま、そしてこれからの高齢者たちが直面する「制度」の問題は、それだけではありません。

たとえばいま、日本国内であれば医療も介護もみんなが平等に受けられるでしょうか?

「YES」と言いたいのですが、現実には「NO」と言わざるを得ません。

自由診療は全額自費ですが、これは望んでも受けられない方もたくさんおられます。また、都心部では比較的、医師も病院も選択することができますが、過疎の町や村ではそれもできません。介護に関しても、予算が潤沢にある地域（市区町村）とそうでない地域では、提供できるサービスの量や質が異なってきます。

さらにいえば、高額所得者は有料老人ホームに入ることも、自費で介護士を雇うこともできますが、だれもができることではありません。

もちろん、これまで努力を重ねて資産を持つに至った方を非難するつもりはありません。体が弱ったときにお金の心配をするのはつらいものですから、高齢になり体が不自由になったときこそ、そのお金を使うというのはむしろ賢明なことかもしれません。

問題は、ふつうにまじめに働いてきた高齢者の方たち、言い換えれば、世の中で圧倒的に多数を占める中間層の人たちが、救われていないという現状です。

特別養護老人ホームなどは、介護度が高い低所得者が優先されるため、常に何十人待ち、何年待ちという状態で、ならば有料老人ホームに入ろうと思っても、その費用は厚生年金や国民年金ではとてもまかなえないという現実があります。

まじめにコツコツと働き、子どもを育て、親の面倒を看てきた人たちが最期まで住まいにも困窮する。そして、こういう高齢者たちが増えていく社会――。はたしてこれでよいのでしょうか。よいわけがないのは明らかですが、現実は次に述べるように、よくなるどころか、むしろ悪いほうへ進もうとしています。

国の制度が変わったら?

たとえば、介護認定には「要支援」という区分があるのをご存じでしょうか?

もうひとつの区分である「要介護」とどう違うのか。「要支援」も「要介護」も、あとでまた詳しく説明しますが、わかりやすくいうと、老化や病気で体が不自由になり、生活に支障をきたすようになった人が、掃除や洗濯、炊事などの家事支援や、健康維持、リハビリテーションなどのためのサービスを受けられる制度で、「要支援」の人たちは、介護予防の対象者ということになります。

その要支援者には、制度として「予防給付」がされてきたのですが、これが二〇一五年からは段階的に国の事業からはずされ、市区町村主体の「地域支援事業」へと移行することになりました。

さて、これによって生活はどう変化するでしょうか？

これまで要支援者は、国の定めによって「介護予防訪問介護」（ホームヘルパー）や「介護予防通所介護」（デイサービス）などが受けられました。これが市区町村主体の「地域支援事業」に移行した場合、メリットとしてはその地域の特徴や生活環境を生かしたサービスが受けられることになります。

しかし、現実はそう甘くはありません。そうでなくても超高齢少子社会では国家予算の社会保障費はふくらむ一方です。

ですから今回の変更は、国の財源を切り詰めるための措置だと考えるほうがいいのかもしれません。先にも述べましたが、予算のない地域（市区町村）では必要なサービスが受けられず、地域格差はますます広がっていくでしょう。

要支援ということの内容を考えると、少し前の日本であれば、近所同士や家族で助け合うことができたレベルのことかもしれません。しかし、いまの日本社会でそれが現実にできるでしょうか？

人口減少時代に入って、地方の過疎化、高齢化はますます進んでいます。人口の五〇パーセント以上が六十五歳以上の高齢者になった集落を指す「限界集落」なることばがありますが、それ以上に、交通も情報も届かない、ほとんどが高齢者という地域もあるのです。このような地域では、高齢者を支える側も七十代の人ばかりという例も少なくありません。

しかも、これは地方に限ったことではありません。かつてはあこがれの存在であった都市郊外の団地では、入居当時、同世代の世帯が多かったため、高齢化も一気に押し寄せています。

都市近郊でも、交通の便があまりよくないところには、成人して出て行った子どもたちが戻ってこないため、老朽化した建物に高齢の夫婦や単身者だけで暮らしている例が多く見られるのです。そして、こうした場所では、自治会などで見回りをしても、孤独死する人があとを絶ちません。また、自治会のメンバーも高齢化が進み、見回りすら困難な状況の団地も少なからずあるのが現実です。

地方でも都会でも、ひとり暮らしの人たちが急増し、隣はだれが住んでいるのか、どうしているのかもわからない。そんな状況の高齢者たちが増え続けているのです。これは決して他人事ではありません。

こうした悲劇を避けるため、私たちはさらなる制度の充実を求めるのか、それとも自助の仕組みを自分たちでつくり上げていくのか――。前者であれば、さらなる増税はやむを得ないでしょう。後者にしても、はたしてこのような社会の状況で可能なのでしょうか。逆に制度がないために取りこぼされてしまう人が増えはしないでしょうか。

本来なら喜ぶべき長寿社会のなかで、いま見え始めているさまざまな厳しい現実。これから「老後」を迎える人は、これらの現実が山積していることをまず認識しておくことが必要ではないでしょうか。

第二章● 大都会なら安心か？

歳をとったら都心が安心？

前章でも「都市と地方」の問題については少し触れましたが、近ごろでは人々が老後を過ごす場所として、都会の、それも都心のマンションが人気なのだそうです。

これには、田舎や、駅から遠い郊外の一軒家よりも、どこへ行くにも近くて便利な都心のほうが、暮らしやすいということもあるのかもしれません。実際、子育てを終えてふたりきりとなった熟年夫婦の方々が、都心のマンションに引っ越してこられるケースも増えているようです。

たしかに、老夫婦ふたりきりでは大きな一軒家や庭は手入れもたいへんでしょうし、車での移動もだんだん不安になられるのでしょう。駅から近くて、医療施設も文化・娯楽施設も交通網も整っている都心のマンションのほうが、なにかと便利で快適なのかもしれません。

私の仕事のひとつである訪問診療の患者さんのなかにも、大病院が近くにあるからと都心に引っ越してこられた方がいます。日常生活が便利なだけでなく、将来、体が不自由になったときでも、一歩外へ出ればタクシーがひろえる。あるいはすぐに来てもらえる、そんな都会のほうが安心だと思っている方も少なくないように思います。

近ごろの大型のマンションでは、受付にコンシェルジュがいて、ホテルのようなサービスを受けられるところもあります。宅配の受け取りやタクシーの手配などもしてくれるようですから、ある程度のお金さえあれば、いざというときも安心ということなのかもしれません。

これからの高齢者の多くは、ご自身も核家族で過ごした世代ですから、子どもに頼るよりはこうした設備を活用して自分の人生を謳歌したい、という人が増えてくるのかもしれません。

都心をめざす「高齢者」たち

ところで、私たちが「高齢者」という場合、感覚としては何歳ぐらいからをイメージするでしょうか。

唱歌『船頭さん』の歌詞に、「♪村の渡しの船頭さんは、ことし六十のおじいさん」とあるように、少し前までの日本では六十歳になると高齢者といわれていましたが、いまでは六十五歳以上の方を高齢者と呼びます。団塊世代の方もこの高齢者のなかに含まれます。

しかし、実際のところはどうなのでしょうか？

呼び方のうえでは「高齢者」となった団塊世代の多くの方々は、まだまだお元気です。団塊世代どころか七十代、八十代でも元気に人生を謳歌している方はたくさんおられます。先行き不透明な要因はあるとしても、この世代には比較的ゆとりのある方も多く、第一線を退いたあとも、第二の職場で活躍される方、趣味を謳歌される方、地域活動やボランティア活動にいそしむ方など、さまざまな場面で活躍されています。

そして、「高齢者の都心志向」を見るとき、心にも体にも、そして経済的にも少しゆとりのある、こうした世代の方たちが都心へ移り住もうとしているように思えます。

以前であれば、先祖代々の土地や住み慣れた土地から離れない、あるいは老後は故郷へ帰省して……という選択のほうが多かったように思いますが、団塊世代以降は、土地に執着するよりは、自分のやりたいことができる場所へ移ったほうが合理的だという考え方が広がっているのではないでしょうか。

もちろん、どちらがいいというわけではありませんが、多くの人々が行き交う都会では、社会や人との接点を、あらゆるところで持つことができます。それに、東日本大震災以降は「人との絆」の大切さが強調されるようになりました。

田舎でさえも「絆」を保つことが難しくなっているいま、都会暮らしにあこがれる高齢者のなかには、以前のようなプライバシーを保ちたいという気持ちだけではなく、むしろ人との交流を求めて都心に暮らしたいという動機も生まれているような気がするのです。

都会と地方の格差とは

高齢者だけでなく、人々が都会に集まる背景としては、地方と都市との「格差」の問題もあることは周知のとおりです。

高齢者の場合は、たとえば病気や老化のために医療と介護が必要になったとき、日本では一応どこでも「最低限の」医療や介護は受けることができますが、都心と郊外や地方とを比較してみると、明らかに格差は存在します。

その格差の中身に触れる前に、ここであらためて都心と郊外（地方）の違いを見てみると、まず都心は、医療と介護のシステムは整備されていますが、ふだん住むには、地価が高く住居も道路も狭いのが現実です。

一方、郊外や地方は、自然が豊かで余裕ある生活が可能ですが、医療と介護は都心部に比べると不十分です。それどころか、こと救急医療においては危機的な状況の地域があるのも現実です。

さらに、各地域の財政状況によっても、さまざまな格差が生まれています。

本来、理想をいうのなら、医療も介護も、それぞれの地域社会の特徴を生かして、それぞれの家庭と個人に適した仕組みやサービスを構築すべきなのですが、とてもそこまでには至っていません。

そんななか、待ったなしの高齢者にとってはもちろんのこと、これから老後を迎える多くの人にとっても、少しでも自分に適した医療や介護が受けられるように、住む場所を選ぶという選択肢が出現しているというのが実状でしょう。

郊外や地方に住む人が、都会に移転するのか、それとも、これまで過ごした地域に残るのか――。それを決めるには、しかし、もっと多くのことを考慮しなければなりません。地域格差の問題はたしかにありますが、それは実際どれほどのものなのか、逆に有利と思われている都心での医療や介護に、気づいていない欠点や「落とし穴」はないのかなども、そのひとつです。

それを知るために、「地域差」の内容を具体的に見ていきましょう。

「自治体」による地域格差

前にも述べたように、国の介護保険制度のなかの「要支援」の事業分野が、先般の法律改正によって東京特別区なども含む市町村に移されることになりました。

これによって何が変わるかといえば、市区町村ごとに受けられるサービスが違ってくるということです。たとえば、福祉や介護の分野に理解がある市区町村と、そうでないところ、また財政が豊かなところと、そうでないところでは、大きな差が生まれてくるでしょう。

じつは、こういうことは、これまでにも福祉の分野ではよくあることでした。たとえば、ある特定の病気に対する医療補助が、東京都では認められているのに別の県では認められないとか、同じ都内であっても、ある障害に対して、〇〇区では十時間のサービスが受けられるのに、〇〇区では五時間しか認められないといった例です。そのような病気を抱える患者さんや、障害者の家族は、そのために引っ越しをするという例も少なくはありません。

このような違いがあるなかに「要支援」の事業分野も加わるというわけですが、といって、市区町村に権限が移ることは決してマイナスのことばかりではありません。

なにしろ、フットワークがよくなるでしょうから、住民（市区町村民）の意識や自治体の姿勢によっては、独自によい方向へ進めることができるようになります。また新しい試みも、市区町村単位だからこそやりやすいということがあるでしょう。

私のクリニックがある東京・港区では、高齢者の「独居対策」は、おそらく他の区よりは進んでいると思います。また、「介護予防」に力を入れている市区町村では、地域の運動施設（介護予防施設）などに通った回数をポイントとして積み立て、ある程度たまった人には商品券や入浴券をつけるといったサービスも始めているようです。

個々の試みの是非はともかく、こうした新しい発想を比較的早く取り入れ、実践に移せるのも、市区町村単位ならではのことでしょう。

その一方では、市区町村が福祉分野に理解がなかったり、財政状況はそこそこよいのに、あまりサービスを提供しないような自治体も、残念ながらあることでしょう。

そんな場合、よりサービスのよい地域に移り住むというのも、ひとつの選択肢ですが、少し見方を変えれば、元気なうちから自分の住む地域に関心を持っておくことも大切だと思います。市区町村単位であれば、民意が反映されるのに、それほどの時間を要しません。

地域格差はたしかにありますが、それを乗り越えて高齢者の環境をよりよいものに変えていくことは、これから老後を迎える人々の意識や行動によって、できないことではないのです。

都会と田舎、心地よいのはどっち?

もうひとつ、大事な視点を述べておきます。

これは、生まれたときから都会の真ん中で育ちました、という人には関係のない話かもしれませんが、自然の多い田舎で育った方にとっては、故郷の四季折々の風景は、都会で何年暮らしていても懐かしく思い出されるものではないでしょうか?

元気なうちは、どこへ行くのにも便利な都会には短所などないように見えるかもしれませんが、体が思うように動かなくなったら、いくら交通網が発達していても、地下鉄に乗るのもバスに乗ることさえも難しくなっていくかもしれません。元気なときは目と鼻の先と思っていた数百メートル先の病院ですら、タクシーに乗らなければ行けなくなるかもしれませんし、病院の扉から受付まで歩くのが遠いと感じられることもあるでしょう。

マンションの窓からは隣のマンションしか見えないということも、都心では珍しいことではありません。元気なときには都市生活を謳歌できたとしても、毎日部屋にいるようになって索漠としたものを感じ、やはり田舎に帰りたいと思う日が訪れるかもしれません。

しかし、バリアフリーで、なにかと便利なマンションにいったん住んでしまうと、なかなか気持ちも体もついていかないものです。「老後を大都会で」と思って移り住んだはいいけれど、最後になって鬱々としたものを抱え込んでしまう――。そんなことにもなりかねません。

都会と田舎、そこに介護や医療に関する地域差があることは事実ですが、損得だけでなく、自分にとって「最期まで心地よい場所」はどこなのか。そんなことも考えに入れておく必要があると思います。

地方のほうが心温まる医療がある？

都会と田舎、あるいは都心部と郊外（地方）の違いを見るとき、たとえば医療の分野なら、すべて都会のほうが進んでいる、というわけではありません。

じつは、私が携わっている「在宅医療」の分野などは都会のほうが遅れていました。というのも、「在宅医療」にはそもそも「かかりつけ医」という存在が必要なわけですが、その「かかりつけ医」が、都会ではあまり重視されない傾向があったからです。

地方では、医師が同じ敷地内にクリニックと住居を構えていることが多く、診療時間外でも外来診療や往診に多少の融通がききました。クリニックの数もそれほど多くはありませんから、ひとりの医師に家族全員が診てもらうのがふつうで、もともと「かかりつけ医」がいたわけです。そして「外来→往診→大病院への紹介」という流れも、もともとできていたといえます。

ところが、都会ではクリニックと医師の住居は別の場所にある場合が多く、診療時間外の対応ができないこともあって、少しでも異変を感じるといきなり大きな病院へ駆け込む人が少なくありませんでした。いまでこそ大病院では紹介状がなければ初診時選定療養費を支払わなければならなくなったので少し減りましたが、その傾向はいまも都心のほうが顕著です。

それだけでなく、都会の忙しい現役世代は、具合が悪くなったとき、会社の近くや家の近く、あるいは営業先の近くなど、どこでも手近なクリニックに飛び込むという方も多いと思います。それだけ都会にはクリニックや病院の数があるということなのでしょうが、これでは自分の「かかりつけ医」をつくることはできません。しかも風邪などの場合、ほうっておいても数日すれば治ることがあるのですから、医療機関に行ったとしても、かかりつけ医の重要性は認識できないと思います。

しかし、中高年になったら身体にも少しずつ変化が現れてきます。そのとき、ふだんから診察をしている医師とそうでない医師とでは、対応がおのずと違ってきます。

小児科などを想像していただけるとわかりやすいかと思いますが、いつも診ている赤ちゃんなら、ぐずりやすい、ひきつけを起こしやすい、熱を出しやすいといった、その赤ちゃんの特徴がわかっているので、おのずと「いつもと同じ」なのか「ちょっと違う」のかもわかります。ふだんの様子を知っていれば、大きな病院へ搬送すべきか、そうしなくてもよいものか、適切に判断できるわけです。

それと同じように、ふだんから診ていれば、この人は血圧が高めだとか、尿酸値が高いとか、痛風発作を起こしたことがあるとか、いわゆる生活習慣病やその予備軍であるかどうかなどの情報もあらかじめわかるでしょう。それだけでなく、「病気」以外のときにでも少しでも身体に不安があると気持ちまでなえてしまう心配性の人なのか、「かかりつけ医」であればわかります。

私も、親子孫の三世代から五世代の家系を担当していると、赤ちゃんの将来の体型や血圧まである程度予想がつき、お母さんに生活習慣病のアドバイスをすることがよくあります。

ひとりひとりの在宅患者さんのもとに通い続ける訪問医も同じことですが、こうした「かかりつけ医」がいるかいないかが、田舎に住む人と都会に住む人との「差」としてあったのです。

訪問医に関してはようやく都会でも増えつつあり、訪問診療を専門とするクリニックもあります。しかし、全体的にはこうした家族全体を診るという大事な分野で、都会のほうが遅れてしまっている現実があるということは知っておいてもいいでしょう。

都心の医療機関の「落とし穴」

大都会での医療に関する「不利」な話をもう少し続けましょう。

周知のとおり、都心部には大きな病院がいくつもあります。これだけの病院があれば、当然、医師の数も多く、いつでも名医に診てもらえるだろうと安心してしまいがちですが、ここにも大きな落とし穴があるのです。

都心部にある大学病院や大規模な病院の多くは、救急救命センターを備えていて、重篤な患者を受け入れる義務を負っています。交通事故や脳梗塞、心臓発作など、ただちに救命や手術が必要な負傷者や病人が運ばれてきます。これは高齢者の場合でも、もちろん同じです。

ところが、実際に高齢者が救急車で運ばれてくる例として非常に多い「風邪」「脱水症」「転倒による骨折」や、直接命に別状がない慢性疾患の一時的悪化などの場合、そこから遠方の病院に転送されることも少なくありません。とくに骨折など治るまでに時間を要するものは、いったんその病院に入院したとしても、転院や退院を迫られることがしばしばあります。

これは、病院にはそれぞれ役割があるからであって、その制度そのものが悪いというわけではありません。しかし、高齢者の方が「せっかく家の近くの大病院に運ばれたのに、なぜ遠くの病院に移されるのか」とか、「○○大学病院の○○先生にいつも診てもらっているのに、どうしてその病院に入院できないのか」などと不満に思われるのも当然のお気持ちだと思います。

また、突然の病気や骨折で心が弱っているときに、まったく見知らぬ土地の見知らぬ医師に診てもらうのでは、精神的にもつらいことだろうと思います。

これらは医療施設の少ない地方でも当然起きることではありますが、大病院の多い都心部に住んでいるからといって決して有利なわけではない、という実例としてお話ししました。

都心部に住んで、ふだんから大病院や大学病院の先生に診てもらっているとしても、いざというとき、そこに入院できるかどうかはわからない——。そのことも知ったうえで、どう対処したらいいのか、次善の策を考えておく必要があるかもしれません。

第三章●訪問診療医が見た都市生活の弱点

訪問診療という仕事

最近になって、都会でもようやく「訪問医」が増えてきていることは前述しました。都心では訪問を専門とするクリニックも多くなり、通院困難な患者さんが外来へ行って長時間待つような苦労をしなくても、診療を受けることができるようになりました。

ところで、その訪問医ですが、みなさんはそもそも「訪問診療」というものにどんなイメージを持たれているでしょうか？

自宅での「終末期」を診てくれるお医者さん、というふうに思われている方も多いかもしれません。

たしかに、がんの末期の方や、終末期を自宅で迎える方を診ることも、もちろんあります。しかし、そうではない方もたくさんおられます。持病を抱えていて通院が難しい方、医療的なケアを必要としている障害をお持ちの小児の方も利用されています。

ただ、いずれにも共通するのは、訪問医は患者さんの日常生活の様子や家族の介護力を知ることも大事な仕事のひとつだということです。

ふつう、大きな病院の医師は、検査をして、その結果を見て診断し、そして治療方針を決めます。訪問医も、脈をとったり血圧を測ったり、いわゆるバイタルチェックはしますが、しかしそれらは、ふだんの様子と変わりがないかを知るための情報としてチェックするわけで、それよりもむしろ、いま患者さんが困っていることはないか、家族の方が不安に感じていることはないかを聞くことのほうが大事なのです。

たとえば、患者さんが「足が痛い」と訴えたとしましょう。同じことを訴えたとしても、AさんとBさんではニュアンスが違うということがよくあります。とにかく早急な解決を求めているのか、足はたしかに痛いけれど、解決を求めているのではなく話を聞いてもらいたいと思っているのか、訪問医はそのあたりも見極めなければなりません。

とくに患者が高齢者の場合は、ほかにも病気を持っている場合が多く、手術には別のリスクも伴います。検査して即手術、というのがベストな選択とはいえません。不安が強かったりする患者さんには、話を聞いて共感したり、話をするだけで表情が明るくなる方もいらっしゃいます。

一方ではもちろん、骨折など早急に治療が必要な患者さんを見逃してはいけません。要は患者さんの立場に立ったとき、余計な検査や苦痛を受けることなく、適切な治療が受けられればよいわけですが、それはじつは「かかりつけ医」がいても、なかなか難しいことなのです。しかし私は、在宅における検査と治療は限られていても、適切な治療につなげていくことが訪問医の仕事なのだと思っています。

訪問診療で残念なこと

医療機関が多く、どこでも受診できそうな都会であっても、自分に「かかりつけ医」や「訪問医」がいれば、病気を見つけるだけでなく、無用な不安を回避することもできる——そのメリットを述べてきましたが、医師の側からすれば、現状では残念なこともあります。

前にも触れたように、訪問医は終末期の患者さんを診るという印象がまだまだ強いために、大病院に依存する患者さんやご家族の方がいらっしゃることもそのひとつです。

また、訪問診療を頼まれるとしても、患者さんご本人の意識がはっきりしなくなってから頼まれることが多いのも実状で、これも残念に思います。できれば、もっと早くから診せていただいて人間関係を築き、冗談のひとつくらい言い合えるようになっていれば、その方の望む終末期のあり方を、こちらも一緒に考えられたのに……、と切実に感じることが多いのです。

こうしたことの背景には、じつは都会ならではの事情が潜んでいることも考えられます。これはあとでまた触れますが、プライバシーを大事にする都市生活者にとって、ふだんから家の中や家族関係をあけっぴろげにするような形で、医者という「他人」を迎え入れることには、抵抗があるのかもしれません。

そうではあっても、かつての田舎の村のお医者さんを想像すればわかることですが、同じ地域の、たとえば親子三代を診ることによって、家族の食生活や遺伝的原因で起こり得る病気を予想したり、予防したりもできるわけです。

私も、できることならこの大都会のひとつの地域で家族三代を診るなどして、お役に立ちたいと望んでいますが、そのためには患者さんやご家族に対して間口が広がるよう、いまは訪問診療のみではなく、クリニックでの外来診療を土・日・祝日も続けています。

いわゆる昔ながらの診療所に近いスタイルをとりながら、かつ在宅医療に力を入れたいので、外来診療は予約制にして、できるだけ訪問診療の時間を充実させたいと考えているところです。

私自身もそうですが、いずれは大都会でも訪問医の経験値が全体に上がってくるでしょう。情報を共有しながら、都心に住む人でも充実した訪問診療が受けられるような仕組みをつくっていかなければならないと思います。

都心には「関所」が多い

ところで、私のクリニックのある西麻布は、都心の象徴である六本木ヒルズの「ふもと」に広がる街です。

近ごろではセキュリティーの高い超高層のマンションも多くなり、それらのお宅を訪問することもあります。

一方で、じつは六本木や麻布というのは、路地を一本入ると昔ながらの小さな一軒家がたくさんある地域でもあります。そこには高齢者の方だけが住んでおられる家も多く、そんなお宅へ往診にうかがうのは、私はもともと地元ということもあって慣れていました。ところが、近ごろのセキュリティーの高いマンションでは、「関所」が多くて、「とおせんぼ」をくらうことがよくあるのです。

決まった時間に訪問しても、相手の方が出られないことが、たまにあります。トイレに入っているのか、ちょっと手が離せない状態なのか、ともかくいろいろあるのでしょう。しばらくしても応答がないと、「あれ、今日は調子がよくて訪問診療のことを忘れて出かけてしまったかな?」などと想像しますが、それならいいのです。

しかし、「もしかしたら、倒れているのに助けが呼べないのかもしれない……」とも考えて、電話しても相手が出ないとなると、こちらもドキドキしてきます。

従来の一軒家ならば、「サザエさんのお宅」の感覚で「こんにちは~」と大きな声で言いながら、庭に回って見たり、新聞がたまっていないか見たり、近所の人に聞いてみたりできるのですが、セキュリティーの高いマンションではいずれもできません。

超高層マンションでは、見上げてみたところで窓すら見えませんし、もちろんベランダになんて昇れません。プライバシーの関係で管理人やコンシェルジュがいても、なかなか鍵を開けてはくれません。白衣を着て事情を説明しても、です。

かくして、本人か家族に連絡がとれるまで、こちらは電話をかけ続けることになります。幸いなことに、これまで大事に至ったことはありませんが、これからははたしてどうでしょうか。

独居の高齢者はますます増えていくでしょうから、これからはこうしたことが「便利な都会の落とし穴」になることも十分に考えられます。ここにもまた、医師だけでなく、地域や社会で取り組んでいかなければならない課題があるという事例ですが、都会に住む（あるいはこれから住もうとする）高齢者自身にとっても、考えておかなければならない問題だと思います。

ひとり暮らしが増えるなかで

高齢者の独居について触れたついでに、ここで少しだけ、日本の家族構成の変化というものに目を向けてみましょう。

二〇一一年に総務省が発表した国勢調査結果によれば、二〇一〇年十月時点で、国内のひとり暮らし世帯は一五八八万五〇〇〇世帯で、全体の三二・二パーセントを占め、「夫婦と子供」で構成される家庭を抜いて、もっとも多い世帯構成となりました。

よくニュースなどでいわれる「標準世帯」というのは、両親と子どもふたりがいる世帯ですが、これはもはや少数派で、三世代同居となればもっと少ない割合となるでしょう。

ひとり暮らしの世帯が増えた背景には、離婚家庭の増加、未婚の増加があることは間違いないでしょう。しかし、三世代同居世帯でもない限りは、いずれ子どもが独立し、配偶者が亡くなることで、残った人みんなが「おひとりさま」になるわけです。高齢者の独居の問題は、だれにとっても他人事ではありません。

私たちはこれまで、三世代、四世代が同居するなか、その家族内で高齢者の介護を担い、最期を看取ってきました。しかし、いま、そういう家庭はまれです。それどころか、近ごろは連日のように高齢者の孤独死が報じられています。一部の地域で「見守り」などの活動を行っているところがあっても、地域全体の高齢化によって、それすら困難なところも出てきます。

ひとり暮らしの高齢者たちをどう見守っていくのか。これは日本社会全体の緊急の課題でもあり、都会の場合はさらに深刻な課題なのです。

都会的な「新しい家族」をつくれるか

あらためて振り返ってみれば、少し前までの日本では三世代家族が当たり前でした。孫の子守りをおじいちゃんとおばあちゃんがして、お父さんとお母さんが仕事や家事をする。おじいちゃんとおばあちゃんは豊かな経験と知恵を孫に伝え、お父さんとお母さんは厳しく、そして優しく子どもをしつける。そうやって家族がそれぞれの長所を持ち寄り、短所を補完し合って家庭を営んでいました。

しかし、社会の変化に伴う急激な「核家族化」によって、おじいちゃんとおばあちゃんの豊かな経験と知恵は伝承されなくなり、孤立化してきた核家族はさらに分裂を重ねています。

離婚率の上昇や、経済状態などを原因とする未婚者の増加によって、中年の独居者が急増しています。従来の「連れ合いを亡くした人々」に加え、そうした人々が歳を重ねることで、高齢者の独居化は都市でも農山村でも急速に進行しています。そのため、元来は家庭が受け持ち、それが可能でもあった医療や介護に、公的支援が必要となってきたのです。

そんななか、一方では先の東日本大震災以来、人々の間で「家族の絆」が見直されるという新しい傾向も現れてきたように思えます。まだ一部ではあっても、近ごろでは都市部でも家を二世代住宅にして、祖父母に子育てを手伝ってもらいたいという共働きの若い夫婦が増えてきたといいます。高齢化した親の間でも、子や孫との同居を望む人が増えているのかもしれません。

若い夫婦と子どもだけの家庭とは違って、また初老の夫婦だけの家とは違って、三世代の同居にはトラブルも軋轢《あつれき》もあるでしょう。しかし、これまでプライバシーや自分たちの自由ばかりを優先した結果、その弊害も見えてきたからこそ、「絆」を大切にする傾向も現れてきたのではないでしょうか？

つかず離れず、お互いのプライバシーを尊重しつつ、また、できる限り親世代、子世代で自立しつつも、どこかで見守り、どこかで助け合う――。これからの高齢者問題を解決する一助としても、そんな新しい形の三世代、四世代同居がもっと増えてもいいのではないかと思うのですが……。

都心で三世代同居はできるのか？

高齢者が生きる形のひとつとして「三世代同居」が望ましい、と頭では簡単に想定できても、都心で三世代が同居する暮らしは現実には難しいかもしれません。

それに、子どものいない夫婦にとっては、もともと三世代同居など願ってもできないじゃないか、と思われることでしょう。

しかし、これはたとえばの話で、私の提言のひとつでもあるのですが、ここのところ東京などでは、若者向けとはいえ「シェアハウス」というものが増えています。

この「シェアハウス」というのは、都心のマンションの一室を文字どおりシェアして（分け合って）、何人かがともに住むという形の住居です。

基本的には住人が自分たちで管理して居住するのですが、トラブルや苦情を扱う管理会社があるのが通常のようで、外国から来た留学生や、都心で安く住みたいという若い人ばかりでなく、異業種の人との交流を求めてくる人などもいるといいます。また、音楽好きが集まるシェアハウスなどもあって、若者だけでなく、世代を超えた人たちが一緒に暮らしているのだとか。

そこで私は、たとえ高齢の方たちであっても、好奇心と節度さえあれば、そんな若者たちに交じって暮らしてみるのもいいのではないか、いや、暮らせるだろうと考えているのです。

もし、そんなことができれば、高齢者が若者たちの考え方を吸収することもできるでしょうし、若者にとっても、違う世代とのつきあいを持つことはプラスになることでしょう。何よりも高齢者の「独居」と、それにまつわる不安要素のいくつかが解消されます。

しかし、考えてみれば、このような高齢者の暮らしというのは決して新しい形というわけではありません。

少し前までの日本では、町の長屋などで異なる世代の人々が「ゆるやかな共同生活」をするのは当たり前のことでした。

いまでも、認知症の方を対象にした「グループホーム」というものがありますし、老後に気の合う単身者同士が集まって、私的につくった「新しい家族」で一軒の家に暮らす様子が報道されたりしています。

こうした施設やグループなどが、これからはもっとフレキシブルに、元気な方もそうでない方も、年齢が離れていても一緒に住まうという形になっていけばいいのではないでしょうか？

血縁による三世代同居でなくても、もっとすばらしい非血縁者による三世代同居の形をつくっていくことは、そうした考え方ややり方で可能になるのだと、私は思っています。

ひとり暮らしの高齢者が増え、孤独死が増え、大都会であるがゆえにプライバシーやセキュリティーが壁になって、悲劇を防ぐ手だても難しくなる——。そうした「都市生活の弱点」は、これに限らず、ほかにもたしかにありますが、それらを乗り越えるには、高齢者自身の情報力やアイデア、決意と覚悟、行動力なども必要になるだろうという話でした。

では次章からは、そのためにも本人が（あるいは家族が）あらかじめ知っておきたい老後の問題、とくに医療や介護の「現状」や「問題点」、そして「解決法」や「お金の問題」などについて、もっと具体的に見ていくことにしましょう。

第四章●老後の「難題」を乗り越えて

「生老病死」の道筋

仏教では、人として免れられない四つの苦しみのことを「生老病死」ということばで表します。すなわち、生まれることから始まって、歳をとること、病気をすること、死ぬことの四つが、人生の苦しみ（四苦）であるというわけです。

もちろん、ここで私は仏教の話がしたいわけではありません。

ただ、その考え方にある「苦しみ」を、「思うようにならないこと」ということばに置き換えてみれば、たしかにそうだなあとうなずけるような気がします。

人は、自ら望んだわけでもないのに生まれ、少しずつ歳をとり、その年齢が重なれば老い、老いれば病がちになり、やがて死ぬ――。人生はたしかに、この道筋で進んでいきます。なかでも高齢者や、これから老後を迎えようとする人にとって、「老」と「病」は、すでに現実のものであり、やがて訪れる「死」も実感のうちにあるかもしれません。

しかし人はまた、死ぬまでは生きていく存在ですから、そこには生きるためのさまざまな問題がつきまといます。

病には「医療」が必要となり、老いの途中では「介護」が必要になるという具合です。これらは、たとえ思うようにならない人生であっても、やはり存分に生きようとするすべての人にとって、避けることのできない現実でしょう。そして、この「医療」と「介護」にもまた、一見、わずらわしいほどの問題がつきまとっていますので、それらのひとつひとつを解決していくことも、人生の終盤を迎える方々の（あるいはご家族の）大事な仕事になるでしょう。

そこでこの章から先は、そうした医療や介護にまつわる具体的な問題を取り上げ、現状や課題を知っていただくとともに、問題を解決するための方法やヒントを提示していきたいと思います。

高齢者が最期まで自分らしく楽しく生きようと願うとき、本人や家族には何が必要なのか、ご自身の実状に合わせて考えながら読んでいただけると幸いです。

お金も大切に

まず、最初からお金の話で恐縮ですが、たとえば病気で入院されたことがある方は、入院には思わぬ費用がかかることを経験としてご存じだろうと思います。

こうした「病気とお金」の問題は、そのときになって考えたり気づいたりすることが多いため、ふだんはあまり真剣には意識されないかもしれませんが、老後はもっと切実に、そして頻繁に生じてくる問題です。ここで、少しシビアに細かなところまでお話ししておいたほうがいいでしょう。

たとえば入院した場合のことですが、多少お金がかかっても、医療費なのだから国民健康保険や社会保険に入っていれば一定額を超えたお金は免除されると、タカをくっておられる方も多いのではないでしょうか？

たしかに、医療保険が自己負担額の限度額を超えた場合、申請をして認められると、その超えた差額が戻ってくることがあります。

しかし、免除された額が戻ってくるのはしばらくしてからで、いったんは本人が自己負担金の全額を立て替えなくてはいけませんし、自分で申請もしなければなりません。つまりはそのときに、まとまった金額が用意できていなければならないわけです。

また、「自分は民間の保険会社で契約しているから」という方も、それだけで安心はできません。保険の種目や入院期限、保障金額など、いろいろ違いがありますから、保険にいつ入ったのか、どんな契約なのかなど、ふだんから確認しておく必要があります。

それから、入院に際しては入院費や医療費以外にも、案外いろいろな場面でお金がかかります。

たとえば、病院や介護施設から「○○を用意してほしい」といわれたことはありませんか？　そんなとき、ひとつの額が小さいから、急なことだからと、言われるままに購入する方も多いと思います。

ふだんは大型量販店で一円でも安く手に入れるティッシュでも、病院の売店で買う方も多いでしょう。病院で着るパジャマやリネンも、レンタルすればそれなりにお金がかかります。それだけでなく、身のまわりの世話に駆けつける家族の交通費や食費だって、ただではありません。

こうしたお金は、みな非常事態と思うからこそ惜しみなく使ってしまいますが、はたと気づくと思わぬ出費になってしまいます。そして、このなかには医療費と認められないものもたくさんあるのです。

病気になったとき、心の支えになってくれるのは、家族や親しい友人であることは間違いありません。しかし老後になれば、お金もますます大事になります。

いざというとき、あわてないよう、無駄遣いもしないよう、心の準備をしておきたいものです。

保険がきかない診療や介護も

治療に関する費用でも、健康保険がきかないものがあることは、すでに多くの方がご存じでしょう。たとえば、がん治療などの先進医療も一部保険がきかないものがありますし、ほかにも保険外の治療が多く行われていることは周知のとおりです。

こうした医療の場合は、費用も高額ですから、事前の説明が十分になされ、患者さんも納得して受けることが多いのですが、一方、介護のほうですと説明が「後出し」で、「これは介護保険外のサービスでした」などと言われることもあるようなので、気をつけなければいけません。

介護には、そのときの現場判断で必要な措置をとるということがありますから、こちらがサインした誓約書にそう書いてあるのを示されると、つい了承して費用を支払いがちですが、そこは事前にきちんと両者で具体例を想定しながら話しておくことが大事だと思います。あるいは保険外のサービスを受けるときは、ご本人や家族がそのつど確かめることも必要でしょう。

一方、これは介護を受ける方が判断能力に乏しく、しかも資産のある方などの場合ですが、介護事業者による保険外サービスが、善意に基づくものなのか、それとも悪徳業者のやり方なのか、一見しただけではわかりづらい事例もあります。

たとえば、できるだけ手厚い介護を受けるために、有料でもいいから人を派遣してほしいと本人が言ったとしても、それが本意かどうかわからない場合があるのです。

じつは、そんなときのために専門家としてケアマネがいるのですが、必ずしもきちんと機能しているとは限りません。

介護される本人も（あるいは家族も）、保険の仕組みを理解できていないと、費用のこともわからず、「あのときはそう言われていいと思ったけれど、やはりお金がもったいないからプランを変えてほしい」と思っても、なかなか言い出せません。とくに高齢者の方は我慢しがちで、遠慮して言わないことも多いようです。

では、こうした事態に適切に対応するには、どうすればいいのでしょうか。

まずは、お住まいの地域包括センターや市区町村の相談窓口に問い合わせてみましょう。プランの変更希望がはっきりしている場合もですが、このプランでよいかどうか疑問はあるがどうしていいかわからない、お金があまりかからないようにしたいというような漠然とした内容でもかまいません。直接、お世話になっているケアマネには話しにくいことも率直に話せるでしょう。

もうひとつあるのは、「成年後見人制度」という仕組みです。

判断能力を失った人のお金に関する管理を、家族や親族のほか、弁護士や司法書士、社会福祉士などがしてくれる制度です。こちらは、プランの変更というよりはお金や財産の管理をしてくれる制度です。詐欺や悪徳商法などから身を守るという意味でも有効です。身寄りのない認知症の方などを対象にした日常のお金の管理もしてくれます。

認知症などで本人の判断が難しくなってきた場合には、ケアマネだけでなく、こうした制度も利用して、適正な介護が受けられるようにしましょう。

あなたに「保証人」はいますか？

近ごろ、「おひとりさま」ということばをよく耳にするようになりました。東大名誉教授の上野千鶴子さんの著書『おひとりさまの老後』がよく読まれて話題になったので、そこから広くいわれるようになったのでしょう。

もともと多くの女性には、既婚者であっても未婚者であっても、最期はひとり、という覚悟があるのでしょうか。最期の自分というものに元気なうちから向き合い、考える方が多いように思います。

一方、男性はといえば、とくに既婚者は、自分が先に死ぬのだから、それまでは妻か子どもが看てくれるだろう……と漠然と思うだけで、真剣に考える方は少ない印象があります。

しかし、離婚者や未婚者も増え、親戚づきあいも希薄になった昨今、とくに頼る身寄りがないという方も少なくありません。

そんな状況でありながら、たとえば病院に入院するときなどは、依然として「保証人」を求められます。

病院としても致し方ないところもありますが、患者さんにすれば、病気で不安に駆られ、入院中の生活も不安といったときに、保証人のことでもわずらわしい思いをしなければならないとなると、たいへんです。

病院によっては、保証人の代わりに「保証金」という形で一部前払いを請求したりするところもあるようです。また成年後見人制度などを利用する方もいますが、ただし、いずれも支払いができることが前提です。

保証人の有無は、お金の有無とともに、病院への入院時以外でも確認される場面が出てくるかもしれません。決して不安をあおるわけではありませんが、とっさの入院のときなど、だれかに保証人を頼めるのか、頼めないならどうしたらよいのか、なかなか「ひとりになった自分」を直視できないでいる方も、一度は考え、情報を集めてみてはいかがでしょうか。

子どもには頼れない

いまの高齢者（六十五歳以上）には、右肩上がりの経済を経験し、自分もその恩恵にあずかったという方も多いことでしょう。

そんな時代に比べると、いまは厳しい経済状況です。頑張れば前よりきっとよくなるという時代では、もはやなくなってしまったのです。いまの子育て世代はそんな状況のもとに生きています。

非正規雇用が急増するなか、たとえ正社員で働いていても定年まで働けるという保証はありません。一度正社員を離れてしまったら、なかなかやり直しがきかないという厳しい現実もあります。

そしてその子育て世代には、「自分の子どもにお金がいちばんかかる時期」に親の介護がやってきます。親になんとかしてやりたいと思っても、いまの子育て世代には、金銭的にも時間的にも、そして精神的にも余裕がありません。それはつまり、これから医療や介護が必要になる高齢者にとって、多くの場合、子どもには頼れないという現実を意味します。

ところがそんななか、子どもたちの世代の一部には、親の介護のために仕事を辞めるという人も出てきています。いわゆる介護離職という現象です。

これには、時代や経済状態がどうあれ、純粋に親を自分で看たいという方がいるからだというのも事実でしょう。

しかし、その一方で、親の年金や財産を当てにして介護に身を転じるというケースもあります。いや、たとえ親の年金や財産目当てに仕事を辞めたわけではなくても、親元に帰っての再就職が難しくなれば、結果として親の年金で暮らさざるを得なくなるというケースも出てくるでしょう。その果てに、介護される側とする側が共倒れになってしまうこともあるのです。

共倒れしない介護を成り立たせるためには、「ぜいたくをしなければ最期まで年金でまかなえる」制度が必要なのです。いまはそうなる前に、高齢者自身が子どもには頼らずに最期まで生きて、介護も受けられるだけの用意をしておくことが大事なのではないでしょうか。

医師にかかるときは

若いときでも、もちろん病気はしますが、歳をとれば体の衰えから自然と病気がちになり、たいていの人は「無病息災」ではなく、「一病息災」といわれるように、持病のひとつも抱えながら日々を生きているのではないでしょうか。

そうなれば当然、医者通いをする機会も増えてきます。

その際に、患者さんの側が持っておいたほうがよい「心構え」がありますので、それについて少しお話ししておきましょう。

最近は「インフォームド・コンセント」ということばがあちこちで使われ、聞いたことがある人も多いかもしれません。日本語に直せば、「正しい情報を与えられたうえでの合意」という意味です。

これが医療の現場で使われるときは、「さまざまな治療法があるなかで、どれを選択するのか、治療時間、費用はどのくらいかかるのか、薬の副作用はどうか」などについて医師がきちんと説明し、患者さんが合意したうえで治療に当たることを意味します。

いまはたいてい、緊急を要する場合以外はこの方法がとられているかと思いますが、ここでいくつか、私たち医療従事者側にも患者さん側にも気をつけておかなければならないことがあるのです。

一般的に、いまの高齢者の方々は医師に対してあまり逆らったり、意見を言ったりしません。「先生がそう言うのなら」とか「先生にお任せします」といわれる方が多くいらっしゃいます。

しかし、高齢になると病気によっては完治が難しいことも多くなり、いまの身体とどんなふうに折り合いをつけながら生きていくか、どの程度まで治療するかということが、ご本人の考え方として大事になってきます。

たとえば、手術のリスクを負ってでも生活の自立度を上げたい、日々の痛みを軽減したいと思われる方もいるでしょうし、痛みにつきあいながら手術せずに静かに過ごしたいと思われる方もいるでしょう。高齢になると、入院や手術という非日常に身を置くことで軽かった認知症が進むといったケースも出てきます。

ですから、私たち医療従事者の側も単に治療だけを考えるのではなく、患者さんの年齢や状態、性格などを考慮したうえで、慎重に、かつ不安にさせないように説明することが求められます。患者さんの側も自分の状況や考え方をきちんと伝えることで、より納得のいく治療が受けられるよう心がけてほしいと思うのです。

医師から「納得させられる」治療なのか、自分で「納得のいく」治療なのかでは、大きな違いがあります。そして、納得するために自分の考えを伝えるには工夫もいります。お互いよく知っている訪問医や、かかりつけ医に診てもらうのでない場合、忙しい医師に、簡潔に、かつ十分に意思が伝わるよう話すにはどうすればいいか、診療時の話し方についても考えておかれるといいでしょう。

一方、これは医師へのさまざまな要望を、患者本人ではなく、ご家族が伝えてこられる場合のことですが、そのご家族の意向があまり強すぎるのも考えものです。

私が聞いた例では、「突然死なれては困るから、九十歳を超えるおばあちゃんの心臓の手術をしてくれ」という家族もあったそうで、これでは医師も困惑します。高齢者の手術は別のリスクも考慮に入れる必要がありますし、なにしろご本人が納得していないのに手術が遂行されるようでは困ります。

歳をとればとるほど、医師にかかる際のあれこれを日ごろから家族内でも話し合っておくことが大事になってくるでしょう。

退院をめぐる家族との齟齬《そご》

医療をめぐる「家族の問題」では、とくにご家族に申し上げておきたいことが、もうひとつあります。

それは、近ごろではとくに耳にするようになった、退院をめぐる家族と本人の意見の相違です。

高齢者の方は「家族に迷惑をかけているから」といって自分の本心を主張しませんが、本当は早く家へ帰りたいと思っている方が大半なのです。それに対して、患者の退院後の生活や介護の負担に不安のある家族の側では、介護老人保健施設（以下「老健」と略記）や福祉施設のショートステイを転々とさせて、高齢者の方が自宅へ戻れないケースが多々あります。

もちろん、家族にはそれぞれの事情があり、看きれない高齢者を無理やり帰らせても責任が持てないと思う気持ちはよくわかります。

しかし、そんなときは家族で抱えようとせずに、積極的にケアマネを利用してほしいのです。

ベテランのケアマネは、豊富な経験から退院後にどんなサービスが必要かわかりますし、手続きなども手伝ってくれます。ショートステイを転々としている間に認知症が進んだ、鬱になったという高齢者の方でも、在宅になったとたん、シャキッとして元気になったという例は珍しくありません。

ご家族にとってはわがままと思われることもあるかもしれませんが、あなたもいずれは歳をとる身です。いろいろな制度を使って、最期までその人らしい生活が送れるよう援助していただければと思います。

そしてもちろん、こうしたことがわかっているのが高齢者ご自身であれば、そのこともご家族と話し合っておかれるのがベストではないでしょうか。

「最期まで自宅で」と願うなら

ところでいま、病院や施設ではなく最期まで自宅で過ごしたい——という方は実際にはどのくらいいらっしゃるのでしょうか?

「畳の上で死にたい」ということばは以前にはよく聞きましたが、いまの都会、とくに都心部では畳のある家のほうが少ないかもしれませんね。

それはともかく、私が訪問診療をしている患者さんが、ご自宅でお亡くなりになることは多々あります。それはしかし、本人が望んだとおりの死に方なのかどうかはわかりません。自宅がいいという方やそのご家族も、死が近づいてくると案外心細くなって、病院や施設を望まれるということが多いのです。

もちろん、望むと望まざるとにかかわらず、死はある日突然やってくるものですから、どこで……とあまりこだわる必要もないのかもしれません。

ただ、最期まで自宅でとなると、その家族には精神的、肉体的負担が大きくかかります。布団のまわりを家族みんなが囲んで、手を握られて大往生するというのは、映画やドラマの世界ではあったとしても、現実にはそうそうあるものではありません。

大家族でひとりの高齢者を支える時代ではなくなったいま、それはますます難しくなってきています。

それでもやはり最期まで自宅で過ごしたいと願うのなら、ご家族の協力は絶対的に必要でしょう。そしてご家族は、訪問医や訪問看護師とこまめに連絡をとりながら準備を進めるなど、いろいろなことが必要になってきます。

ご本人にすれば、最期に近づくにしたがって自分の意思さえはっきり伝えられなくなるかもしれないわけですから、早くから家族をはじめ医療関係者との信頼関係をつくっておくことが大事です。ここはじっくりと見極める必要があるでしょう。

そのためにも、比較的安定している時点から、早めに遠慮なく、私ども医師などに相談していただきたいのです。

おひとりさまの終末期は？

さて、これはさらにその先の話ですが、近ごろでは、ご自身の葬式について、生前に決めておくという方も増えているようです。

テレビや新聞、雑誌でも、自分の死に方を考える特集が組まれたり、終末期を考えるセミナーや講座まで開かれ、しかも盛況だと報じられています。

ほんの少し前までは、そんなことを考えるなんて縁起でもないとタブー視されていたことが、いまではオープンに話せるようになったわけですが、これはいったい、なぜなのでしょうか。

こうしたことの背景には、自分の死を考える以前に、家族や親戚などのつきあいが希薄になったという時代状況もあるでしょう。女性の場合は、わずらわしい「家」のしきたりから解放されたいという方も少なくないのかもしれません。

よくテレビなどで話題になったりしますが、ゴミ屋敷とまではいかなくても、家のなかを「片づけられない人」がいますね。これは、自分自身が不衛生なだけでなく、近隣や残された家族にとっても大きな問題です。

しかしこれには、若いころは整理ができていたのに、体が不調でできなくなったという人もあるでしょう。また元気な人にとっても、思い出の品を処分したりするのは、それ自体、勇気と実行力のいる仕事です。ましてや物のない時代に育った高齢者の方たちにすれば、それは片づけられないのではなく、いつか使うから大事にとってあるのだと言いたい気持ちもあるでしょう。

たしかに、いまの高齢者でも、とくに上の世代は、包装紙ひとつでもきれいにたたんでとっておき、だれかに何かを差し上げるときなどに、そうしたものに包んだりしたものです。そのようなお年寄りの知恵は「美徳」に違いありませんから、いつまでも残したいとは思います。

しかし、一方で高齢者の場合は、自分自身で管理できるもの以外は、ある程度処分するなり片づけておかないと、その「整理」が残された者の仕事になり、迷惑をかけるという現実もあります。「立つ鳥跡を濁さず」のことわざではありませんが、こうした「美徳」のほうも考えておくことが大事でしょう。「断捨離」がこれからますます必要になってくるのかもしれません。

また、「残された者」のことを考えるという点では、人によってさまざまな課題、難問が、もっと深刻な形で出てくるはずです。

たとえば、近ごろでは離婚や死別によってひとりになった方の再婚も増えています。子どもがいた場合には財産分与の問題などでもめるケースもあるようですから、このあたりもしっかりと考えて、みなさんが納得のいく人生を送ってほしいと思います。

いずれにしろ、ひとりになったときにどうするかということを、「身体」の問題だけでなく人生全体の問題として、少し元気なうちから考えていただきたいのです。考えて準備しておけば、どうしようもなくなったときでも選択肢は残っていますし、本意ではない最期を迎えることも少なくなるからです。

セミナーなどに出席されたり、情報を収集したりすることはもちろんよいことですが、「自分はどんな最期がよいのか」「自分がいなくなったあとはどうしたらよいか」を、大切な人に直接話したり、書いたものを渡しておくとよいかもしれません。

それはご自身のためだけでなく、あなたの大切な人にとっても、とても大事なことなのです。

第五章●知っておきたい「医師」と「ケアマネ」のこと

医師もいろいろ

いまも昔も、医師になりたいという人のほとんどは、「人の命を救いたい」、そんな思いを持って医師になったことでしょう。

身近な人や本人が病気になったことがある、親類に尊敬できる医者がいて自分もあんなふうになりたい――と、そんな動機で医師をめざす人も少なくありません。

東日本大震災のあとは、人の役に立つ仕事がしたいから、といって医療職をめざす若い人たちが増えたとも聞きますが、そんな人たちの姿を見ると、なんとも頼もしく、日本の未来も捨てたものではないと感じます。

しかし、その一方では、偏差値が高いからという理由だけで親や教師から勧められ、医学部をめざすという若者も少なくはありません。言い換えれば、反抗期（反抗心）のない素直な子どもほど、周囲の期待に応えようとして医学部をめざすという現象が、現実にあるわけです。

もちろん、医学部に入学はできても、医学の勉強には向き不向きがありますから、頭の良し悪しだけで決められるものではありません。

「医学部に入れば将来は安泰」と思っている向きもあるかもしれませんが、そんなに甘いものでないことは、社会経験の豊かなみなさんなら、ご自身の仕事の世界と引き比べても、すぐにおわかりになられることと思います。

ですから、親の見栄や、高校の進学率を上げるためといった理由で子どもを医学部に入れるのはいかがなものかと思うのですが、そうしたことが現実にある以上、その影響はやはり、いろいろなところで出てきています。

たとえば、医師としてのやりがいを感じて自分の専門を選ぶ人がいる一方で、「救急」の少ない診療科を選ぶ医師もいます。もちろん、最初から高い志はなくても、臨床を積んでいくうちにすばらしい医師となっていく人も多いわけですが、実際は医療の世界でもたびたび医師の「モラル」が問題になっています。

医師とてしょせんは人間です。常に清廉潔白で、間違いをおかさないという保障はどこにもありません。

それでも私たち医療に携わる者は、「医師のモラル」を守り育てていくために努力していますが、高齢に達したみなさんにとっては次第につきあいの頻度が高まる医師の世界ですから、まずはそんなことも知っておいていただければと思います。

訪問医の本音

繰り返しになりますが、広い医療の世界にあって、私がいま主に携わっているのは「総合医療」「高齢診療」「訪問診療」「在宅医療」という分野です。

そんな私が、老衰や末期がんの患者さんの在宅医療を依頼されたとき、通常の一般外来診療よりも重視し、考慮するのが「人間関係」です。

ときおり「家で死にたい」という患者さんからの要望があり、亡くなる直前に退院されて在宅医療を開始する場合があります。

しかし、私が本来めざしているのは「心温まる医療と介護」であって、末期の疼痛をコントロールするだけの緩和医療ではありません。ましてや、「看取るだけの医療」は医師としても心が痛むのです。

いまは医学の知識と技術の進歩によって、身体的な痛みを軽減することはさほど難しいことではなくなりました。むしろ、精神的な苦痛を軽減してあげること、すなわち「心のケア」が重要になってきています。いちばん大事なことは、患者さんやその家族の不安を少しでも軽くすることなのです。

その「心のケア」を大事にする医療には「人間関係」が必要であり、それを築くには時間が必要です。

ですから、私が「家で死にたい」とおっしゃる患者さんやそのご家族に願うのは、病院の主治医と早い段階から相談をして、比較的元気なうちに在宅医療に移行してほしいということです。

そうすれば、在宅医療と在宅介護に携わる医師、看護師、ケアマネ、ホームヘルパーといったスタッフと、しっかりとした人間関係を築くこともできます。

冗談や世間話がふつうにできるような人間関係ができたのちに、安らかに天寿をまっとうできるように、私たち医療従事者は、患者さんとそのご家族の環境を整えてあげたいのです。

総合診療医と専門医

ところで、「在宅医療」を望む高齢者にとって、訪問医に期待する「資質」とはどんなものでしょうか？

抜群に手術がうまいことでしょうか？　先進医療に明るいことでしょうか？　これらはもちろん、専門医にお任せしたほうがいいことはおわかりだろうと思います。

訪問医に必要なのはそうではなくて、むしろ患者さんの「全体の状態」を総合的に判断できる、総合診療医としての役割です。

そうなると、技術よりもむしろ、人のために尽くしたいという想いのほうが大事かもしれません。また、医師もさまざまな性格を兼ね備えた人間である以上、相性の問題は必ずありますので、まずは本人が話しやすい、相談しやすい医師が望ましいということになるでしょう。

そのうえで、訪問医を選ぶ際にチェックしていただきたいのは、その医師が日々進歩する医療の現場できちんと勉強しているかということです。

具体的にいえば、根拠や原因をはっきり伝えないまま、偏った考えや治療法を強く主張する医師などは少し問題があります。最新の治療方法や薬の副作用などについてしっかりと情報を収集しているかということは、とても大事なことです。

とはいえ、訪問医は神様ではありませんから、専門医のようには特化した技術も知識も持ち合わせていません。ですから、「わからないことはわからないと正直に言ってくれる」、そして「すぐに調べてきてくれる」、さらに必要なときには「専門医を気持ちよく紹介してくれ、適切に入院などの手配をしてくれる」といったことが大切なポイントになってきます。

そして、何よりも最初に、「患者さんや、家族の方の話を聞いてくれる」ということが大切です。訪問医は大がかりな検査装置を持ち歩いているわけではありませんから、患者さんからのお話で、大きな病気が隠れていないか、いつもと違うことはないかを診断するのです。ときには雑談と思われることにも、そうした要素が隠されています。

訪問医という分野は、まだまだ医師によって考え方や資質にばらつきがあります。いずれ総合診療医としてのホームドクターも多数誕生してくるとは思いますが、いまはまず、しっかりとご自身の目で見極めていただきたいと思います。

「安らぎ」のための医師

さて、次の話もこれまでの話と関連しますが、人は多くの場合、いくら高齢になったからといって、病気になったらすぐに死亡してしまうというわけではありません。難しい病気、治らない病気にかかっても、治療しながら、それなりに長い時間を生きていきます。

そうした、人々の「人生」にとって、医師とはどんな存在なのでしょうか。

ごく簡単にいえば、これまで医師の役目というのは、人の病気を治療して、命を救うことでした。しかし、いまはそれだけではありません。

たとえ治らない病気の人でも、最期までその人らしく生きられるようサポートすることも、医師の役割になってきました。「医者に見放された」ということばは、いまでも聞くことがありますが、実際にはそうではありません。

いまでは医学が進歩して、介護が必要な寝たきりのお年寄りでも長生きできるようになりましたし、治療方法がないといわれたがんの方でも、うまく痛みなどをコントロールして、日常生活が送れるようになっています。私たち医師は、根治が難しい病気につきあいながら過ごす方たちの、生きるお手伝いもさせていただいているのです。

歳をとり、病を抱えて生きる高齢者には、その人でなければわからないさまざまな不安があることでしょう。そして病気を持つ高齢者が、その不安をできるだけ解消し、日常を「安らぎ」のなかで送りたいと願うのは、これも当然のことでしょう。

その場合、そうした不安の中心には病気への心配があり、そのまわりを生活に関するこまごまとした不安や漠然とした不安が覆って、不必要に日常の不安がふくらんでいくということがあります。ですから、そこを解きほぐしていくことも、とくに訪問医などにとっては大事な仕事になってきます。

病気だけを例にとっても、たとえば吐血したら胃カメラで検査、となるのがふつうかもしれませんが、この検査は本人にとっては苦痛も多い検査です。その苦痛への不安が、病気への不安をさらにふくらませる要因にもなります。

そんなときは総合的に考えて、患者さんの意志や年齢、状態などを考慮しながら治療方針を決めていきます。そのためには、再三申し上げるように、人間関係も構築しておかなくては、よい選択を実行に移すことができません。そしてそれができていれば、病気だけでなく、その周囲にある患者さんの不安も理解でき、それを取り除くアドバイスもでき、そこで生まれる「安心」を治療に活かすこともできるのです。

訪問医は、病気を診るのではなく、人を診る仕事である――。よくいわれることではありますが、それは言い換えれば、人に安らぎをもたらす仕事だともいえるでしょう。

医療と介護は連携が必要

ここまで「医師」の話として、とくに訪問医についていろいろと述べてきましたが、もう少しこの話を続けます。

というのも、医師にかかる、かからないはともかくとして、多くの高齢者は病院への入院や施設への入所をする前には自宅で過ごし、何らかの形で「支援」や「介護」を受けることがありますから、その「支援」「介護」について説明するのにも、「在宅医療」との関連で語るほうがわかりやすいと思うからです。

在宅ということでいえば、病人にとっても身体が不自由な人にとっても、そこは病院などと違い、日常の生活の場です。医療機関のような管理は期待できませんが、代わりにリラックスした、その人らしいスタイルの暮らしができます。

私たち訪問医は、そのように自宅にあって医療ケアを要する方や、難病の方、寝たきりの方などの医療の分野でお手伝いをしているわけですが、じつは、私たちだけでは在宅医療は成り立ちません。

ケアマネをトータルコーディネーターとして、医療、看護、介護、そして家族など、さまざまな役割を持つ人たちとの連携が必要なのです。

たとえば、寝たきりの方であれば、食事や掃除も自分ではできませんし、排泄などにも援助が必要です。そこをどのような人たちがどうかかわっていけばその人が不自由なく暮らせるのか、ということをケアマネが中心となって考え、みんなで連携して支えていくのです。

とはいえ、じつはこれまでは、医療と看護、介護の連携はそれほどきちんとできていないのが実状でした。在宅の病人がいる場合、医師をトップにした指示命令系統だけでなく、さまざまな職種の人が意見を交換し合えることが大事だとわかってはいても、それはなかなか難しいのです。

同じひとりの病人にかかわるのでも、医師と介護の人ではそれぞれ立場が違います。医師から見れば望ましくないことでも、介護の現場からすれば本人の意思を尊重してあげたいと思うこともあるでしょう。

こうした場合、もちろん正しい「答え」というのはひとつではありません。それぞれが試行錯誤しながら意見を出し合い、そのなかで患者さん本人にとって「最良の道」や「よりよい道」を用意してあげなければなりませんが、そこへの難問はまだまだ残されています。

たとえば、いまは個人情報保護法があって、患者さんの個人情報も慎重に扱わなければればなりません。一方で医療と介護が連携するには、それぞれが情報を共有していなければ話が進みません。大病院とかかりつけ医、訪問看護ステーション、介護事業所、さらに役所が、そうした垣根も乗り越えて連携しなければ、本当の連携にはならないわけです。

いまでは「お薬手帳」などもかなり定着し、大病院とかかりつけ医の情報共有という点ではかなり進んでいますので、複数の医療機関から似たような薬が出されるようなことは減りました。しかし、自宅にいて、たとえば痰の吸引などの医療的ケアが必要な患者さんなどは、自分でできるのか、援助が必要なのか、その場合、家族ができるのかといったことは、医師だけでなく、訪問看護師の判断も重要です。

医療的ケアの一部は看護師の指導のもとに介護スタッフでもできるようになりましたので、看護師と介護スタッフとの連携はさらに重要になっています。こうした形で医療と介護の連携はもっと進んでいくでしょうし、連携のためのさまざまな知恵も出されてくるでしょう。いまはまだ道半ばでも、医療と介護の連携を重視しながら仕事をしたいと思う医師や看護師、介護スタッフも増えてくることと思います。

そのことを前提に、次からはもっと「介護」に寄った視点で話を進めていきましょう。

困ったときは「ケアマネ」に？

近ごろは全国各地で「孤独死」が問題になっていることは前にも述べました。マンションなどに住んでいて近所づきあいがない人ですと、死後何日も経ってから発見されるケースも珍しくありません。

こうしたことは、なぜ起きるのでしょうか。

ひとつには、自立心の強い人や近所づきあいの苦手な人などが、本当に困っていてもなかなか周囲に相談しないから、ということがあると思います。役所に助けを求めるにしても、何ごとも「申請主義」ですので、SOSの声を上げなければ、その人の状況はだれにもわかりません。

いまは、困ったときは何でもネットで調べられる時代ですが、高齢者の場合ですと、それも難しい人も多いことでしょう。そうでなくても、歳をとれば新しく知識を得て何かを理解するのは難しくなり、情報から取り残されがちになります。高齢者の、それもひとり暮らしの方たちには、そういう意味でも必要な情報が届かないという現実があるのです。

では、ひとり暮らしの人や高齢者世帯の方たちが、病気などで困ったとき、生活に支障が出てきたときは、いったいどうすればいいのでしょうか。

「そんなときはケアマネに相談すればいいんでしょう?」と思われるかもしれません。この本でも、ここまで何度も「ケアマネ」ということばは出てきていますから、なんとなくわかった感じになっている人もいるでしょう。

でも、そのケアマネという人に、最初に連絡をとるにはどうしたらいいでしょう?もし、ケアマネという存在そのものを知らなかったら、いったいどうすればいいのでしょうか?

わからなければ役所に電話でもして聞けばいいのでしょうが、悲劇が生じるときは、その第一歩がわからなかったり、躊躇《ちゅうちょ》している間に事態は深刻化していた、というのが実態なのです。

困ったら、役所の介護保険課に相談をする、そして「要支援」や「要介護」の認定を受ける、その際に紹介されたケアマネに、あとは何でも相談をする——。そうしたおおまかな流れを、本人や家族、あるいは周囲の人たちが知っておけば、避けられた悲劇もあったかもしれません。

民生委員や福祉事務所の存在なども含めて、もう少し世の中の制度を、元気で若いうちからみんなが知っておくこと、そして「支援」や「介護」の複雑な制度も、もっと高齢者にもわかりやすいものにすることが、いまはともに大事なのではないでしょうか。

そこでここでは、あなたや家族のだれかが高齢になって生活に支障が出てきたとき、手助けをしてもらいたいとき、どんな制度があるのか、それを利用するにはどうすればいいのか、というところから話してみたいと思います。

行政による「支援」と「介護」の仕組み

ごく大ざっぱにいって、日本では生活に支障の出てきた高齢者を支えるために、介護保険制度というものが設けられています。

これは国民健康保険などと同様、国民が負担する税金と保険金によって運営されているもので、支援や介護を受けるためには、市区町村による認定が必要となります。認定には医師の診断のほか、役所から調査員が訪れて面談などの調査を行い、その結果が認定されます。

そして、その認定の内容は、「要支援」が1から2までの二段階、「要介護」が1から5までの五段階のレベル（区分）に分かれ、それぞれ、その人の状態や必要な援助の内容によって受けられるサービスが違ってくるわけです。

ふつうは、高齢者の身体の衰えなどにしたがって、家の掃除など身のまわりの世話の一部をホームヘルパーなどにしてもらえる「要支援1」から始まって、寝たきりになった状態を介護してもらえる「要介護5」に向かって進みますが、適時、認定の見直しをすることも可能です（介護度の区分と、被介護者の状態の目安は次ページの表を参照してください）。

この区分認定の基準や詳しい支援と介護の内容は、多岐にわたって、しかもかなり複

要支援と要介護　区分と目安

区分	状態の目安
要支援1	食事や排泄、衣類の着脱など基本的な日常生活の能力はあるが、掃除など身のまわりの世話の一部に介助が必要な状態。
要支援2	立ち上がりや歩行などがやや不安定で、浴槽の出入りなどに一部介助を必要とする。要介護とは認められないが、社会的な支援が必要な状態。
要介護1	立ち上がりや歩行が不安定で、身だしなみや排泄、入浴などで部分的に手助けが必要な状態。
要介護2	立ち上がりや歩行などが自力では困難な場合が多く、排泄や入浴、衣類の着脱などに介助が必要な状態。
要介護3	立ち上がりや歩行が自力ではできず、排泄や入浴、衣類の着脱などに全体的な介助が必要な状態。
要介護4	日常生活の能力がかなり低下し、入浴や排泄、衣類の着脱などに全面的な介助、食事摂取にも一部介助が必要な状態。
要介護5	日常生活全般に全面的な介助が必要な、いわゆる寝たきりの状態。

雑ですから、ここでは触れません。それぞれの市区町村がパンフレットを用意したりホームページに掲載したりしていますから、そちらを参照していただければと思います。

ただし、これらの制度の具体的な部分では、たとえば医療分野にある高額療養費などと同様、その人の所得によって介護保険料が異なりますので、たとえ情報は入手したとしても、自分ですべてを理解して、自らどうするかを判断するのはとても難しいことだと思います。

しかし、難しいからといって、心配はいりません。

こうしたときのためにこそ、これまで何度も言及してきた「ケアマネ」さんがいるからです。そして、「困ったときはケアマネに」というのは、じつはこの段階からいえることなのです。

では次は、そのケアマネについて説明しましょう。

ケアマネとは何か？

ケアマネとはそもそも、要支援や要介護認定を受けた人からの相談を受け、サービス計画（ケアプラン）を作成して、他の介護サービス事業者との連絡、調整などを取りまとめる人のことをいいます。都道府県による「任用資格」を持ち、正式には「介護支援専門員」、通称を「ケアマネジャー」といって、略して「ケアマネ」と呼んでいます。

ケアマネは、支援や介護を求める人が実際に困っていることや、どんなサービスが必要なのかということを把握し、調整します。

たとえば、ひとり暮らしの高齢者の方が転んでけがをして入院したとしましょう。病院からは退院許可が出ているものの、入院前に比べて体が動かなくなっています。これまでは問題なかった小さな段差でもつまづく可能性があります。

そんなとき、ケアマネは、本人のみならず家族の状況や帰宅後に生活する自宅の状況なども調べ、バリアフリー化がどの程度必要か、ヘルパーさんにどの程度手伝ってもらったら自宅での生活が可能かなども細かくチェックして判断し、退院したその日から、その人が困らないように調整するわけです。

また、本人の回復の度合いによっては、サービスを減らしたりするという調整も行います。本人の自立を阻まない、かつ困らないという絶妙な調整をしてくれるのがケアマネなのです。

では、そのケアマネさんには、どうすれば出会え、ついてもらうことができるのでしょうか。

たいていは、病院の入退院時に医療連携室や役所の介護保険課に相談したときに、地域のケアマネとして紹介され、契約を結んで担当してもらうことになります。

もちろん、担当してもらうといっても、利用者が直接、私的に雇うわけではありません。ケアマネの給料は介護保険制度から出ていますので、あなたの財布から直接ケアマネへの支払いが生じるわけでもありません。

そして、そのケアマネさんは、たいていの場合、何でも相談できる頼れる存在になってくれることは間違いありませんが、といって一〇〇パーセントそうだというわけでもありません。

先に医師の話をしたときに、いろいろなタイプの医師もいるといいましたが、同様に資格を持ったケアマネでも、人間ですから長所短所があります。

ケアマネになるには、五年以上の実務経験が必要なのですが、ケアマネ資格の法定範囲は広いので、介護福祉士といった福祉や介護の専門職ばかりではなく、医師や薬剤師、あん摩マッサージ指圧師、栄養士なども含まれます。ケアマネを志すからには、高齢者福祉に関心があることはたしかでしょうが、必ずしも福祉の現場に明るい人ばかりとは限らないのです。一方でそれらの人には、薬剤師、あん摩マッサージ指圧師、栄養士など職業を生かした専門的な知識や知恵を持っているという強みもあります。

また、たとえばAさんにとってはとてもよいケアマネでも、Bさんにとっては不満があるケアマネだということも、実際にはあるでしょう。これも人と人との関係ですから、相性というものも必ずあります。

ですから、自分とは合わないな、話が十分に伝わっていないないなと感じたら、途中でケアマネを変更することがあってもいいのです。その際は市区町村の介護保険課などに相談してみてください。

ただ、ケアマネとの関係では、とくに男性の高齢者などは自分のことをあれこれ話すのが苦手だったり、ついつい見栄を張って、困っていても「大丈夫だ」と言ってしまいがちなところがあります。そこから無用な不満や疑心が生まれることもあるでしょう。

それを避けるためには、ケアマネにはできる限り自分の状況をきちんと伝えてほしいと思います。ケアマネは、経験からある程度あなたの状態を推察することはできますが、それはあくまで推察であり、見当違いのこともあり得ます。

いずれにしても、ケアマネは、あなたが充実した人生の後半、さらには幸せな終末期を迎えるための強い味方ですから、依頼をする際には慎重に選びましょう。

そして、医療と介護の連携を図ってもらい、いざというとき訪問医や入院先を探してもらえるようにしてください。

ケアマネさんの悩み

先日、あるケアマネさんと話していたら、「現場では、とても介護保険制度の規定ではカバーできない、いろいろな要望を聞かされます。介護保険のことだけを勉強していたのでは、とてもこの仕事はやっていけません」と嘆いておられました。

たしかに、高齢者の声というのは人によって千差万別でしょうし、耳を傾ければ「支援」や「介護」のために必要なことが多いのかもしれません。

たとえば、あなたがケアマネだとして、担当の高齢者の方に「お墓参りに行きたいからヘルパーさんに付き添ってもらいたい」と言われたらどうしましょうか？

その付き添いには、介護保険制度は利用できないかもしれません。でも、身寄りがなく、ひとりでの歩行が困難な高齢者が、連れ合いの一周忌だからと墓参りを希望し、しかもそのお墓はあなたが受け持つ同じ地域内にあるとしたら。そして「近所の散歩や買い物はいいのに、どうしてお墓参りはだめなの？」と聞かれたら……。

もちろん、制度での決まりごとを繰り返し説明し、付き添いを断ることは簡単でしょう。

しかし、相手が心の底からは納得せず、その疑念をあなたという人物に振り向けてきたら、それでもその後、良好な関係を保ちながら十分な仕事ができるでしょうか。それより何より、あなたの心に生じる申し訳ないという気持ちや、制度への疑問をどう消化していけばいいのでしょうか。

そのケアマネによれば、こうした保険制度のグレーゾーンにかかわる要望は日常茶飯事だといいます。そして、そのケアマネ自身はたいへん熱心な方ですから、自分の判断で「ダメ」とは言わずに、役所に問い合わせたり、それでも認められないときには陳情したり、社会福祉協議会や民間のボランティア団体を紹介したりしているそうです。

もちろん、すべてがそのようなケアマネさんだとは限りません。しかもケアマネの仕事は制度が複雑なうえ、決して報酬が多いわけでもありません。それでも高齢者の方の緊急な呼び出しなどには、いつでも対応を迫られます。

まじめなケアマネほどジレンマに陥ってしまうのです。

どんな制度も、よかれと思ってつくられるものですが、あれこれ複雑すぎてうまく機能していないことも、よくあります。制度が利用者の立場のほうに偏りすぎれば、それを支える現役世代の負担は、限りなく大きくなってもいくでしょう。

昨今は保険制度の見直しがよく議論されていますが、それらすべてを含めて、いまは抜本的な改革が必要な時期にきているのかもしれません。

支援や介護を受ける側からすれば、逆の側、裏側の事情ですが、自分の老後を考えるうえで何かの参考になるかもしれませんから、これからの高齢者には、そんなことも一応は知っておいてもらえればと思います。

第六章● 幸せな終末期に向かって

どんな「最期の日々」を過ごしたいのか

この章では、人生の「最期の日々」に向かって元気なうちから備えておきたい「心構え」や「考え方」についてお話ししたいと思います。

まず、第二章でも述べましたが、あなたは、いま住んでいる町で最期まで過ごしたいですか？　それとも故郷に帰ることを選びますか？　それとも、あこがれていた田舎暮らしか都心暮らしをするために、いまから移り住みますか？

いずれにしても、それぞれの暮らしをイメージし、長所と短所を調べ、そのうえで自分が過ごしたい場所が決まったなら、まずは自治体のホームページや広報誌などを見てください。どんな福祉サービスがあるのか、おおまかにわかるはずです。

いま住んでいるところだったら、だいたい現状はわかると思いますが、移り住むとなると、同じ東京の都心でも区によって介護サービスの内容や料金は異なります。そうした公的な情報を調べるだけでなく、高齢者のいる家庭から直接話を聞けば、どんな運営の介護事業所がどのくらいあるのか、評判はどうかというような、ネットには出てこないナマの情報も得られるでしょう。

ところで、市区町村の財政は、福祉を左右する重要な要素だと前にもお話ししましたが、必ずしも財政豊かなところがよいとも限りません。行政とは別に、地域で自助の仕組みをつくっていたり、都心の街であっても、昔ながらの「お互いさま」の精神で地域が成り立っているところもあります。

もちろん、自助の仕組みは、これからあなたがつくってもいいのです。実際、行政だけでは行き届かないサービスを、ボランティアサークルなどをつくってサポートする活動をされている方もおられます。これらはいずれ自分のためにもなることでしょう。

住む場所を決めるには、行政サービスだけを第一に考えるのではなく、自分がどんな「地域」に住みたいか、そのためには何が必要かを考えていくほうが、結局は満足のいく生活ができるのではないでしょうか？

終《つい》の棲家《すみか》――「住まい」の問題

住む地域が決まれば、次は「住まい」の問題です。

最期の瞬間はともかくとして、それまではどんな住居に住まうのか。つまり「終の棲家」をどうするかという、基本的なところを考えてみましょう。

終の棲家には、いわゆる「自宅」だけでなく、子どもや親戚の家、セカンドハウスや別荘、賃貸住宅、また高齢者施設としての特別養護老人ホーム（特養）や有料老人ホーム、軽費老人ホーム……などが考えられ、最近では見守りサービスなどを伴う高齢者用の賃貸住宅として「サービス付き高齢者向け住宅」も、都心にできてきました。

このうち、自宅を終の棲家としたい場合は、まず、身体が不自由になったり、ひとりきりになっても住み続けたいかを考えてみてください。最期まで自宅というのであれば、元気なうちから少しずつバリアフリーの内装を意識する必要があります。

バリアフリーというと、床の段差をなくすことだと思いがちですが、それだけではありません。廊下やトイレ、風呂場など要所要所に手すりを設けることや、廊下にものを置かない、押し入れなども整理して高いところに重いものや出し入れの多いものを入れない……、そんなことも、身体が不自由になったときに転倒を防ぐ大切なポイントになります。

次に、子どもや兄弟姉妹、甥・姪などの親戚の家に住むという選択は、気持ちとしてはありがたいものですが、いざ同居となるとうまくいかないケースも多々あります。最悪の状況も視野に入れて、その次に住める住居というのも考えておいたほうがいいでしょう。

また、施設については後の章でも詳しく述べますが、特別養護老人ホームは日本中どこでも常に満床で、こちらは介護度が高い人、所得が低い人など福祉的要素が強い人が優先されるため、だれでもが入れるというものではありません。

一方の、軽費老人ホームや有料老人ホームなども、介護度が高くなると退去を迫られることもありますので、事前の確認が必要です。また、こうした施設の見分け方などは、公共機関などでも講座が行われている場合がありますし、各施設の運営方針や規則などは公表されているはずですから、入所を希望するなら最新の情報を集めておきましょう。

最後の「サービス付き高齢者向け住宅」は、近年成立した法律によってできたもので、見守りや生活相談などをしてくれる賃貸住宅です。有料老人ホームのような高い入居金がいらないのが長所で、ふつうの賃貸住宅を借りるときと同じ費用で入居できます。地方に比べて入居金や月額経費の高い都市部ではたいへんありがたい存在です。この住宅には、元気な方を中心にした「自立型」と、重症の方も最期まで看てもらえる「医療・介護型」がありますので、事前の確認が必要でしょう。

いずれにしても、これら「終の棲家」のあれこれは、あなたが元気なうちに具体的にイメージし、どうするのか気持ちを固め、移り住む場合には時期を見定めて動いてください。ぎりぎりまでほうっておくと、結局、本意でない結果を招くことになりかねません。

自助の努力と習慣づけを

さて、「終の棲家」が決まったら、次はそこで「どう過ごすか」が問題になります。若いときのみなさんは、仕事や家事や育児に追われ、親の介護なども重なって、疲れていても気分が乗らなくても、待ったなしでやらなければならないことがたくさんあったことでしょう。そんなときには、「落ち着いたらあれをしよう」「引退したらこうしよう」などと夢想しながら、自分自身を鼓舞されていたのではないでしょうか。

そんな日々がついに訪れ、自由な時間もできるわけですから、存分にその時間と環境を楽しんでいただきたいと思います。

ただ、人間というのは不思議なもので、いざ時間があるとなると、それまで「あれもしよう、これもしよう」と望んでいたことが色あせて見えたり、なんとなく面倒くさくなって、やらなくなってしまうこともよくあるようです。

歳をとると、ちょっとしたことが億劫になる――。よく耳にするこんなことばは、どうやら真実のようで、事実、退職後はただぼんやりと一日を家で過ごす男性も少なくありません。

しかし、それではもったいない。どんなことにでも楽しみを見つけ、趣味やライフワークに取り組むなどして、頭や身体を動かすことで自分らしい充実した生活を送っていただきたいと思うのですが、その際に大切なことは、まず「自助の精神」を養い保つことではないかと思います。

まだまだ元気で体が動くうちはもちろん、少しずつ不自由になったとしても、できることは自分でやるという気構えと努力が、充実した生活のためにも、心身の健康のためにも大事なのです。

じつは、高齢者の方を家族や周囲の人たちが過保護にしてしまうと、それまで自分でできていたことができなくなってしまう例を、私も数多く見てきました。一方で、地方などに行くと高齢者の独居の方が畑仕事をされている姿をよく見かけます。ふつうに歩くのもおぼつかないのに、曲がっている腰をさらに曲げて家事などをしておられるおばあちゃんもおられます。

これは、慣れていること、自分のペースでできることなら、身体が不自由でもこなせることがたくさんあるという一例です。歳をとったからもうできない、病気をしたからもうやれないではなく、少しの工夫で自分でもできることはあるわけですから、元気なうちはともかく何でも、とくに身のまわりのことは自分でやるように心がけ、それを習慣にしていきましょう。

自分にできることは自分でという習慣を、いまからつけておかないと、人間はどんどん衰えてしまいます。趣味やライフワークに取り組むのと同時に、たとえば家事を任せきりだったのなら、これからはご夫婦で一緒にされるとか、分担するなどしてみてください。自分の身体や頭脳が活性化され、健康が保てるだけでなく、きっとご主人は奥様からも喜ばれるでしょう。万一ひとりになったときにでも、それがあなたを助けるでしょう。

「生涯現役」が、最高の老化防止策なのです。もちろん、「老害」と言われないように後進の育成を忘れずにお願いいたします。

「人助け」という健康法

「自助」とは、文字どおり自ら助けるという意味ですが、助ける相手は自分だけとは限りません。ご夫婦での家事の例でも示したように、自らが自らを助けるというサイクルのなかには、他者を助けることによって自らも助かるということが含まれています。

そんな字義の話はともかく、私がここでもうひとつ申し上げたいのは、終の棲家で老後の生活を送ろうとする人でも、元気な方、時間と体力に余裕のある方は、ぜひ家の外にも目を向けて、身体の不自由な高齢者のお手伝いなどもしていただきたいということです。

これは人のためであると同時に、自分のためでもあります。

六十五歳以上の高齢者といっても、いまはまだ現役で仕事を頑張っていらっしゃる方もありますし、引退しても若い人と変わらない体力と知力をお持ちの方もたくさんいらっしゃいます。そんな方はもちろんですが、少し衰えたなと思う方でも、人の手助けをすることで、自分自身の心身を鍛え、健康を保持することができますし、人の役に立つことが「生きがい」にもつながってきます。

これは、何か特技をお持ちの方なら、それを生かすチャンスととらえてもいいでしょう。そうでなくても、ご近所の人に目を配り、手助けが必要な方のゴミ出しを手伝ったり、植木の水やりや草取りなどをお手伝いするものいいでしょう。自分があまり負担にならない範囲で、相手にも負担にならない方法で、ほんの少しだけお手伝いすればいいのです。細く長く続けることで、お互いの人間関係も築けるのではないでしょうか。

そのとっかかりが見つけられないというのであれば、地域の広報誌などにボランティア情報が載っていると思いますから、応募するというのもひとつの方法です。高齢者施設や保育所などでの簡単なお手伝いや、ときには俳句や折り紙の「講師」というボランティアもありますから、趣味や特技がそうした場所で活かせるかもしれません。

このことは、とくに地域とのかかわりが薄い男性には、ぜひとも申し上げたいと思います。ほんの一歩でもよいので外へ出て、人とのかかわりを持ってほしいのです。

私の自宅近くでは、町内会のご長老が、何十年も小学生の通学路の管理をしておられます。その九十歳を超えた「赤のジャンパー」姿を見ると頭が下がる思いがします。また、会社を定年退職されたあと、地域活動にいそしんでいる方もおられます。

このように、人のために何かをすること、そんな生活サイクルをつくることが、結局はご自身の健康や生きがいへつながっていくのです。

結局は最期まで「人と人とのおつきあい」

「終の棲家」の「老後の暮らし」とはいっても、そこにはご近所もあり、世間も地域も社会もあります。どんな人でもひとりきりでは生きられず、たくさんの人がいて支え合っているからこそ、あなたの「老後」も成り立ちます。

そんなことは、いまさら私が申し上げるまでもないことですが、ただ、高齢者のなかには人づきあいの苦手な人もいます。

これがひと昔前なら、気難しい旦那さんのところには気立てのいい奥さんがいて、その奥さんが世間とのパイプ役を果たしていたような気がします。しかし、いまはもう、そんなにうまくはいかないようです。

それに、高齢者となれば、必然的に配偶者との死別の割合が増えてきます。また、離婚や未婚も急速に増えています。途中からひとりになったときの老後をどうするか、ひとりで迎える老後をどうするのかは、だれにとっても切実な問題でしょう。

そんななか、離婚経験者の女性などには、グループをつくって、いざというとき助け合うような動きもあるようですが、男性は苦手です。

しかし、そうはいっても、人とのかかわりをシャットアウトすることもできません。まして身体の自由がきかなくなれば、支援や介護で外からの働きかけも増えてきます。そんなとき、自分の不自由さはさておいてでも、人づきあいがわずらわしいと感じる方もあるのでしょうが、そうはいかないのが現実です。

ですから、あえて申し上げたいわけですが、人づきあいが苦手な方でも、幸せな老後のために、ここは少し努力して、なにかしら外との接点をもつこと、広げることを、いまから心がけてほしいと思います。

べつに友人関係や近所づきあいでなくてもよいのです。介護者や医師、看護師でもよいでしょう。医療介護関係者でなくても、郵便や宅配便の配達員の方などでもいいと思います。質問に答えるだけでなく、少しだけいろいろなことをおしゃべりする、世間話も混ぜてみる、こちらからも質問してみる、できることなら笑顔をつくって会話を交わす……。ほんのちょっとのことですが、それだけでも接点は大きく広がります。無駄話でも、お互いにとっては何かに役立つ情報かもしれませんし、ご自身も話すことで脳が活性化して、健康保持に役立つでしょう。

人づきあいがもともと苦手という人だけでなく、歳をとっていろんなことが億劫になり、不自由になり、世間も狭くなったとなれば、だれにでも次第に無口になる傾向が現れるかもしれません。そこから老人性鬱病などの心の病になることも考えられます。そうしたことを避けるためにも、機会をとらえての会話は必要不可欠です。

多少わずらわしいとは思っても、声をかけ合う関係ができていれば、それはあなた自身を、またその周囲の人たちを救うことになるのです。どう考えても、人は最期までひとりでは生きられないのですから。

助けを求めるのは恥ずかしくない

いろいろな工夫をして自助努力をしたとしても、さらに歳をとれば、だれでもできなくなることが出てきます。物忘れがひどくなる、てきぱきと動けなくなる、それはある意味当然のことです。

それなのに、「明日は我が身」とは心得ていない未熟な若い人たちからは、思わぬ仕打ちを受けたりします。駅の改札口やエレベーターで、スムーズに動けない自分に向かって舌打ちなどをされることもあるでしょう。食事のときにみんなの前でスマートに食べられなくなり、こぼしたり口元を汚したりすることも出てくるでしょう。その一瞬に心が傷つき、恥ずかしく悔しい思いをすることが、残念ながら出てきます。

しかしその一方では、電車で席を譲ってくれる人、横断歩道でさりげなくエスコートしてくれる若者などに出会うこともあるはずです。初めはいささか恥ずかしく、慣れない他人の好意に戸惑うでしょうが、結局はそうしたことが、この社会で歳をとるということなのだと思います。不快なことも心温まることもある老後――。それは、これまでできていたことができなくなる以上、仕方ないこと、自然なことなのかもしれません。そうであるなら、高齢者自身は、社会や他人に向かって、どう対応すればよいのでしょうか。

そこには、ひとつの悟りというか、「諦観」も必要なのだと私は思います。そのうえで、遠慮することなく、恥ずかしがることもなく、手助けが必要ならば声を上げてほしいのです。

歳をとって人の助けが必要になるということは、決して情けないことではありません。歳をとればだれでもそうなるのです。卑屈になることも、悲しむこともありません。

ただ、そうはいっても、人は感情の生き物ですから、内心に忸怩たるものは残るでしょう。そこから人にものを頼むときの微妙な変化も生まれるでしょう。相手もまた、そこに微妙に反応するのがふつうです。ですから、やはりそこには、頼むときの姿勢や、ことば遣いというものはあるのだろうと思います。

どんなときでも、ごくさりげなく「これをお願いします」、そして「ありがとう」と言えればいいと思うのですが、慣れていない最初のうちは、とくに男性にとっては、これがなかなか難しいようです。

そのために、頼みたいのに極限まで我慢したり、以前の立場やプライドを引きずって、指図がましい言い方になったりすることがあると聞きます。

そうなると頼まれる側も、まったくの他人はもちろん、介護職のようなプロの人でも人間ですから、ときには気分を害することもあるでしょう。これが毎日何かを頼まれる肉親や家族であれば、もっと軋轢が大きくなってしまうこともあるかもしれません。

要は、歳をとって他人の助けが必要になったら「頼み上手」になってほしいということですが、そのあたりはやはり女性のほうが長けているかもしれません。

元気なうちからこうしたことも意識して、まわりに「頼み上手」な女性がいたら、その態度やことば遣いなどを見習っておきたいものです。上手に歳をとり、きれいに衰えていく――。そんなふうに考えられれば、心の平和も得られるのではないでしょうか。

老いていく自分に向き合いながら生活していくことに、不安はあるでしょう。素直になれず、周囲につらく当たってしまうこともあるかもしれません。それでも、これだけは忘れないでほしいと思います。明るい「笑顔」と「ありがとう」という一言。これだけで周囲の人たちは幸せになれるということを。

「死に方」も考えておくと……

自宅で死にたい、病院で死にたい、施設で死にたい。できれば安らかに逝きたい、ぎりぎりまで治療に挑戦し続けたい……。

いよいよ最期というときを、どんなふうに迎えるのか、いろいろな考え方がありますが、人の生き死にというのは、なかなか自分の思いどおりにはいかないものです。だからといって、考えたり準備するのをあきらめるのではなく、これもまた元気なうちから考えておくことで、それまでの生き方も見えてくると思います。

よく、「管」につながれて死ぬのはいやだという方がいらっしゃいます。つらそうなイメージ、非人間的なイメージがあり、あんな不自然な姿になってまで生きていたくないということかもしれません。しかし、イメージだけでとらえずに、管のひとつひとつの意味も理解したうえで拒否するのかどうか判断するのも大切なことです。

たとえば、呼吸がとても苦しいとき、気管切開すれば呼吸は楽になります。一方で、声を失うことも多いので、コミュニケーションはとりづらくなります。「管」イコールつらい治療ではなく、痛みや呼吸を楽にするための緩和ケアの一環として用いられる場合がありますし、これらのことは、いざというとき本人の確認がとれないこともよくあります。また、誤謬性肺炎を繰り返している患者さんにとっては、胃瘻《いろう》造設はむしろ肺炎という苦痛を予防する有効な方法です。

事前に本人がどんな希望を持っていたのか、明確なことがわからなければ、本人の思いにも反し、周囲もつらい状況が続くことになりかねません。できることなら、多くの情報を集めたうえで、自分が望む医療や終末期のあり方を、家族やケアマネ、介護の方などに話しておきましょう。かかりつけ医や訪問医に日ごろから、自分の死生観や、どんな治療法や緩和ケアがあるか、自分が何を望んでいるのかを話しておけば安心です。きちんと書面で残しておくのも、ひとつの方法でしょう。

「延命治療はやめてくれ」というあいまいな言い方ですと、家族はもちろん医師も戸惑い、結局最期まで治療を続けざるを得ませんから、もし、どうなったらどうしてくれと、具体的にイメージして伝えることが大事です。

どんなとき、どう死ぬのかをよくよく考え、ことばにしておくこと、できれば文章にして残しておくことは、逆にいえば、どんなときまでどう生きるかを自分に向かって明らかにすることでもあります。最期に近づけば近づくほど、日々が底光りするように輝くことになると思います。

幸せな終末期に向かって、元気ないまのうちから少しずつでも準備していきたいとは思いませんか?

第七章 ● 病気との「つきあい方」を知る

「弱者の知恵」を

高齢者は、体力的には「弱者」です。

病気への抵抗力（免疫機能）も若いころより衰えて、感染症などには若い人よりもかかりやすくなります。毎年冬になると話題に上りますが、インフルエンザやノロウイルスによる感染性胃腸炎などは感染力が強く、高齢者施設などではこの季節を戦々恐々として迎えるのが実状です。

それほど高齢者は感染症に弱いという象徴的な事例ですが、高齢者が弱いのは感染症だけではありません。加齢や生活習慣によって多くの病気の素因が積み重なり、発病の危険性が増してくるのです。

そんな「病気」に対して、では高齢者はどう対応すればいいのでしょうか。

もちろん、病気をただ恐れるだけではどうにもなりません。まずは予防し、運悪くかかってしまったらどうするのか、考えておくことも大事でしょう。それには病気に対する一定の知識も必要でしょうが、高齢者の場合はそれに加えて、病気との「つきあい方」を知ることも大事になります。

たとえば、脳梗塞などの後遺症を伴う病気になった場合を考えてみます。退院ができてリハビリテーションの成果があがったとしても、残った後遺症とは半永久的につきあっていかなければなりません。高血圧症の人は、それが要因で起こる脳出血や心筋梗塞などの大きな病気を避けるため、食生活をはじめとする生活習慣を変えていく努力も必要となります。

このように、たとえ病気を抱えてもなお生きるためにはどうするかが、高齢者の人生のテーマになってくるわけです。

高齢者の病気治療は若い人の病気と違って、単に「克服」だけが目的になるわけではありません。完治しない病気に対して、後遺症、再発、他の病気の併発、痛みへの対応（緩和ケア）、機能維持など多くの面に気を配りながら、日々、上手につきあっていく――。いわば病気に対する「弱者の知恵」が必要になるということですが、このことをまず心に留めておいてほしいと思います。

少しの注意で防げる病気

病気とのつきあいといっても、つきあわなくてすむならば、もちろん、それに越したことはありません。ただ、病気がそこにある以上、それには近づかない、近づけないというのも「つきあい方」かもしれません。

先ほど感染症の話をしましたが、たとえばインフルエンザの場合、人混みに出ない、手洗い・うがいを徹底することはもちろんですが、できれば予防接種もしておくことでインフルエンザにならないようにしましょう。もし罹患したとしても、予防接種を受けていれば重症化しないですみます。自治体によっては接種に対して補助が出る場合がありますので、お住まいの自治体に問い合わせてみてください。

もうひとつのノロウイルスによる感染性胃腸炎にしても、感染しないよう予防することが大前提です。これは経口、接触感染で起きますから、手洗いをこまめにすることを心がけましょう。その場合、アルコール消毒は有効ではありません。最近、手の消毒用のアルコール液が売られていますが、感染性胃腸炎に関しては効果がないので、次亜塩素酸で消毒したり、流水による手洗いを徹底してください。また、二枚貝が感染源と考えられているので、私は職業上、冬には食べないようにしていますが、抵抗力が弱っている高齢者の方も控えたほうが無難かもしれません。

さらに、最近では高齢者の病気として、肺炎球菌による感染症、とくに肺炎がよく話題に上ります。肺炎は日本人の死因のなかで、がん、心疾患に続いて第三位となっており、肺炎で亡くなる方の九割以上が六十五歳以上の高齢者だとされています。肺炎にかからないためにはワクチン接種などの予防対策が重要です。

この肺炎のワクチンは一回の接種で五年間有効で、二〇一四年からは国による定期接種が制度化されました。毎年、六十五歳から、七十歳、七十五歳など五の倍数の年齢に達した人は、これを受けることができます。詳しくは厚生労働省などのホームページでご確認ください。市区町村からの補助もあります。

手洗いやうがいの習慣づけをはじめ、予防接種など、とれる防御策はすべてとる——。繰り返しますが、これが高齢者の病気予防の第一です。感染性の病気は、自分ばかりでなく周囲にも影響が及びますから、できる限りの対策をとって、大事に至らぬよう気をつけましょう。

遺伝と病気とその予防

病気の予防と関連して、遺伝と病気の関係についても少し述べておきたいと思います。

生物の遺伝を司るＤＮＡのことは、みなさんもある程度はおわかりのことと思いますが、最近はＤＮＡを調べることによって、その人がどんな病気にかかりやすいかということも、ある程度わかるようになってきました。

これまでも、たとえば私のような地元の家庭医が三〜五世代にわたって患者さん一家を診ていくと、「高血圧症の家系」「コレステロールが高い家系」「痛風になりやすい家系」といったことは経験値としてわかりましたが、将来はＤＮＡを調べることで、より正確な診断が可能になっていくでしょう。

ところで、みなさんは「ＤＮＡは運命を決める鍵」、それも「絶対的な鍵」だと思ってはいませんか?

たしかに、ＤＮＡには、ある病気にかかりやすい、かかりにくいといった傾向や、病気そのものの因子が含まれているのは事実です。また、同じだけの量を食べているのに健康診断ではコレステロール値が低い人と高い人が出るように、「体質」の違いをもたらしているのも事実です。

そしてその「体質」も、いまでは遺伝子レベルで解明されているものが多くなりました。

中世ヨーロッパでペストが大流行したとき、いまほど衛生環境はよくなくて、都市では道端に倒れた人や死体がそのまま放置されている状態もありました。それほど大流行したにもかかわらず、ある一定の人は患者と接触しながらペストにかかりませんでした。これはその人たちの体がペストに対する感受性を持っていないため、と考えられています。インフルエンザが大流行しても同じような現象が起きます。ウイルスに対する感受性が強いか弱いか、これも遺伝子によってある程度決まっているのです。つまり、感染症は一〇〇パーセント罹患するわけではないのです。

しかし、とここで強く申し上げますが、だからといって「どうせ、私の運命は遺伝子に支配されているのでしょう」とあきらめたり、失望したりする必要はありません。

高血圧症になりやすいことがわかっていれば、なりにくい食生活を心がければいいのです。感染症にかかりやすい人は、流行期には人混みを避けたり、手洗いを徹底するなどすればいいということです。むしろ、自分の遺伝的な傾向を知ることで予防することも可能になるのです。

一方、ＤＮＡを調べた結果、「私は〇〇病に強い遺伝子を持っていることがわかったから」といって、健康を過信することも危険です。

実際のところ、私たちは遺伝子だけに支配されているわけではありません。生まれた後の環境によっても健康は大きく左右されます。人生の最初のほうこそ遺伝子の影響は大きく出ますが、あとはその人がどういう生活をし、どう生きてきたかということのほうが重要な要素になっています。同じ遺伝子を持つはずの一卵性の双子でも、生活環境が違えば寿命はそれぞれ違います。

また、医学が発達した結果、ワクチン接種などで多くの病気を予防することもできるようになりました。肺がんと喫煙、子宮頸がんとウイルス感染など、病因がわかってきたものもあります。これらは遺伝の有無にかかわらず、禁煙をしたり、ウイルスを除去することで発病を回避することができるのです。

いわゆる「生活習慣病」も、なりやすい、なりにくいという差はあったとしても、まさに「生活習慣」によって防ぐことができる病です。高血圧症になりやすい家系の人は、塩分を控えるなどすればいい。糖尿病になりやすい家系の人は、若いときから食事制限を始めればいいのです。いまも昔もいわれていることではありますが、規則正しい生活、バランスのとれた食事、十分な睡眠などを心がけ、体に過度な負担をかけないようにすることが健康を守るのです。

戦後、栄養状態や衛生状態などが飛躍的によくなったことで寿命が大きく延びた事実を見ても、いかに後天的な生活習慣が大事かがわかると思います。ご自身に遺伝的な弱点があったとしても、そして高齢者であればなおさらのこと、遺伝子におびえるような人生ではなく、それを乗り越えた自分の人生を歩んでいこうではありませんか。

高齢者医療の「常識入門」

さて、健康に気をつけ、予防を心がけていても、高齢者であれば、なるときにはなってしまうのが病気です。

こう申し上げると身もふたもありませんが、この事実はやはり避けて通るわけにはいきません。

そこで、高齢者が病気になったときのことについて、ごく基本的なところを確認しておきましょう。

まず、定年まで勤め人であった人なら、何らかの健康保険に加入し、それまで企業などが実施する定期健康診断も受けていたと思います。しかし退職すれば、多くの場合、その保険組織からはずれて国民健康保険（七十五歳からは「後期高齢者医療制度」）に入り、企業の健康診断も受けられなくなります。一方、勤め人ではなく最初から国民健康保険の加入者だった人は、自治体などが行う健康診断を受けたり、自ら医療機関の健診を受けたりしていたことでしょう。

この健康診断は、自覚症状のない病気を発見したり、さまざまな数値から病気予防に役立てるよう生活習慣を正していくうえで大事な機会ですから、できれば継続的に受けたいものです。高齢者の場合は、自治体によって無料で受けられることもあるでしょう。したがって、自分の住む地域での「高齢者向け健診」の制度がどうなっているのか、どんな項目の健診が受けられるのか、把握しておくことが大切です。

次に、病気で医療機関を受診するとき、現役で元気だったときには気にならなかった「医療費」の問題も生じてきます。

医療費も、所得によるとはいえ一定の自己負担が求められますし、前述のように保険のきかない医療もありますから、医療費が高齢者にとっては大きな負担になることは間違いありません。

また、生命保険など民間の保険に関しても、現役時代に入っていた医療保険は給付に年齢制限があったり、一定の年齢以上になると極端に給付額が減ったりすることがありますので、いま一度ご自身の保険を見直しておく必要があるでしょう。

ところで、次からは少し深刻な話になってきますが、もしもあなたや家族が脳梗塞や脳出血などの疾患で入院することになった場合、入院できる期間は急性期のみで、二〜三カ月を超えると、リハビリが思うように進んでいなくても退院や転院を求められます。急に退院を求められて困惑するご本人や家族も少なくありませんので、こうしたことも知っておいていただきたいと思います。

ふつう、こうした退院や転院の場合に患者が移るのは、リハビリ専門の医療機関か介護老人保健施設（老健）ということになりますが、場合によっては、入院していた病院が同じ建物や敷地内に併設している老健に入所できることもあり、とりあえず安心できるかもしれません。しかし、ここでもじつは経済的な問題がついてまわります。老健などの入所費用は、所得にもよりますが、都心部では月に十五万円前後かかりますし、ほかにリネン代なども必要であり、食費そのほかを含めると月二十万を超えることもあるのです。

郊外の老健は、利用料は多少安くても、知らぬ土地では本人も不安でしょうし、家も遠くなり、見舞いに通う家族も交通費や時間などの負担が大きくなります。介護する側が高齢な場合、負担はもっと大きくなるでしょう。これは遠方のリハビリ専門病院に転院したとしても同じことですね。いずれにしても、帰宅できないのに退院を勧告されたらどうするのか。いざとなってあわてないように、入院した時点から準備を進めておくことが大事になるでしょう。

このように、病気には「長期戦」を覚悟しなければならないものがあり、その分、経済的な不安を伴うことが多々生じます。

そうしたときには、病院の医療連携室などにいる医療ソーシャルワーカーに相談することを忘れないでください。医療ソーシャルワーカーには、見栄など張らずに自分の経済状態を話し、また退院後にも困らぬようにケアマネを紹介してもらって、入院中に介護認定をしてもらうようにしましょう。

病気によっては、たとえ退院できて自宅へ帰っても、デイサービスなどでリハビリが必要です。定期的に通院したり、入退院を繰り返したりすることが往々にしてあります。一方、病状や家庭の環境から帰宅がかなわず、病院や老健から直接、永住施設の特別養護老人ホーム（特養）や有料老人ホーム、サービス付き高齢者向け住宅などに移らなければならない事態さえあり得ます。

高齢者の病気と医療については、そうしたさまざまな事態をあらかじめ想定し、家族や家庭の環境、経済状態なども考慮して、自分なりの（あるいは家族なりの）対応を考えておくことが求められるのです。

医師や医療機関を選ぶとき

ここで話を少し日常の病気のほうに引き戻しますが、近ごろは週刊誌などで「○○に強い病院」「○○病の名医リスト」などといった記事をよく見かけます。

雑誌社などがこれらを選ぶには、手術件数や病院の体制などを調べ、患者側の評判などもそれなりに取材しているようですから、重病を患った人が医師や医療機関を選ぶ場合は、これももちろん指標のひとつにはなるでしょう。心臓の難しい手術を受けるときに、名医と呼ばれる医師に依頼したいと思うのは自然なことですし、そのためには海外にまで行かれる方も現にいらっしゃいます。

しかし、風邪や慢性病など日常的な病気の場合は、診てもらうのに、いちいち海外などへは行けませんし、その必要もありません。日常的な病気は近所の「かかりつけ医」に診てもらうのが一番です。では、そのかかりつけ医を探すにはどうすればいいのでしょうか。

これにはやはり、自分の目で確かめることが最良だろうと思います。

地元のクリニックは、地域誌（タウン誌）やホームページなどでもだいたいの状況はわかりますし、周囲の口コミも選ぶときの参考にはなりますが、人によってそれぞれ印象は異なります。それらはごく参考までにとどめておいて、実際に診てもらうことで、かかりつけ医にするかどうかは決めましょう。

慢性疾患がある方は、その病気に対して専門的知識を持っている医師かどうか確認することも大事でしょう。その意味では、医師や医療機関の多い都会のほうが、やはり選択肢は多いと思います。

そうしたことを含めて、次に、自分に合った医師を探すポイントをいくつかあげてみましょう。

◎外見にまどわされない

都心部にはサロンのようなきれいな外装の医院・病院がたくさんあります。清潔感があることは大事ですが、やはり、スタッフや医師の質のほうが大切です。

◎医師に話しやすい

医師のなかには、人の話をさえぎってまで「わかりました」と言ったり、「そんな話はもういい」と言わんばかりの顔をする人がいますが、これはかかりつけ医としては失格です。やはり、あなたの話をしっかりと聞いてくれるということが、かかりつけ医を選択する大切な条件です。これには相性の問題もありますから、評判だけにとらわれずに実際に自分でたしかめてみたほうがいいでしょう。

◎新しい情報を知っている

医師にとって経験を積んでいることは大事でも、医学のほうもまた日々進歩しています。「経験では……」とか「昔は……」ということに一理はあっても、すべてではありません。最新の情報と自分の経験を組み合わせて医療を提供してくれる医師を探しましょう。これらは患者の口コミによっても、あなた自身の医師との会話によっても、だいたいわかります。

◎専門医を紹介してくれる

第五章の「総合診療医と専門医」のところでも述べましたが、かかりつけ医というのは、すべての病気の初期的な診察はしますが、それぞれの病気に専門的な知識や技術を持っているわけではありません。専門医に診てもらいたいときは遠慮なく伝えましょう。その相談にも乗ってくれるのがかかりつけ医ですから、それを拒んだり、いやな顔をするような医師は、あまりお勧めできません。

高齢者に多い病気

前にも述べたように、高齢者は体力的には「弱者」です。たとえいまは健康で、持病や慢性症状など持っていなくても、いつ、どんな病気になるかわかりません。

もしも病気になったとしたら、実際の治療は医療機関に任せるとしても、その前に本人や周囲が病気に気づくことが大事になります。

定期的な健康診断や、かかりつけ医の診療などで、病気や、病気に至る可能性が見つかればいいのですが、そうでなければ、本人が早めに症状に気づいて受診することが治療の効果にもつながるからです。逆に、本人も周囲も気づかなかったり、気づいても大したことではないと思って受診を先延ばしにしていると、取り返しのつかない事態にもなりかねません。

そこで、本人や周囲が早めに病気に気づくよう、そして、日ごろから意識しておけるよう、高齢者に多い疾患の特徴を簡単に整理したものを次に示しておきます。少し難しい専門用語や表現が入るかもしれませんが、どんな病気にどんな症状があるのかを知って、身体の異変を察知したときの参考にしてください。

《感染症》

細菌やウイルスなどの微生物による感染症は、感染した本人のみならず、ほかの人にも伝染しやすいので、最初から気をつけなくてはいけません。とくに施設内などは免疫力が低下した高齢者の方が多く、医療や介護の従事者にも伝染して感染範囲をさらに拡大させてしまうことがあります。地域に流行の情報があるときなどは、とくに自身の体調変化に注意する必要があります。

〈インフルエンザ〉

三十八度から三十九度以上の高熱が出て、関節痛、筋肉痛、倦怠感など全身の症状が強く、気管支炎や肺炎などを合併することもあります。とくに高齢者や乳幼児では重症化することがあります。高齢者の場合、高熱が出ない場合もありますから、流行時期に熱が出たら、たとえ微熱であっても医療機関を受診しましょう。

〈**感染性胃腸炎**（ノロウイルス）〉

一日から二日ほどの間、嘔吐や下痢などの胃腸炎症状が起きたのちに回復に向かいますが、高齢者や乳幼児では、脱水症になることがあり、早めに点滴をすることも必要です。この病気は感染後一日から二日の潜伏期間を経て症状が現れます。牡蠣など二枚貝の生食が感染の原因となりますが、感染者の飛沫物を吸い込んだり、感染者の嘔吐物や排泄物から手や食物を介して経口感染することもあります。

〈**肺炎球菌肺炎**〉

咳、痰、発熱など初期症状が風邪の症状と似ているため、「風邪をこじらせた」と勘違いしがちですが、肺炎と風邪は違います。肺炎は呼吸器の末端である肺胞や肺間質に起きる炎症で、高齢者では複数の疾患を合併し、治療が間に合わなくなる恐れもあります。高齢者では肺炎球菌肺炎のほか、インフルエンザ菌肺炎、ＭＲＳＡ（メチシリン耐性黄色ブドウ球菌）などの耐性菌による肺炎、日和見感染による肺炎もあります。風邪をひいたと思ったとき、症状がいつもと違うようなら躊躇せず医療機関を受診しましょう。

《脳の病気》

〈脳出血〉

脳内血管が破れて脳の内部に生じる出血であり、症状としては、頭痛、嘔吐、意識障害、片麻痺《かたまひ》などがあげられます。高血圧症が原因であることが多く、出血の部位と血腫の大きさによって症状は異なり、重症者は数時間から数週間の間に死亡するケースもあります。意識障害や運動障害の後遺症を残すことがあります。

〈脳梗塞〉

脳梗塞は、脳血栓と脳塞栓に原因が大別されます。脳血栓は脳血管の動脈硬化が原因となり、血の塊（血栓）が生じ、血流が途絶えた脳組織が死滅するものです。脳塞栓は心房細動や心臓弁膜症のために心臓内で生じた血栓が血流に乗って脳血管をふさぐことによる脳障害です。いずれも急激に死に至ることもあります。高血圧症や糖尿病、喫煙、高コレステロール血症などの危険因子により発症しますが、前兆として、片方の目が見えなくなる、めまいやふらつきが出る、体の片方に麻痺やしびれが出る、舌がもつれる、ろれつが回らなくなるなどの症状が現れます。また、記憶障害や運動障害がその後も進行することが多いのも特徴です。

〈脳血管性認知症〉

脳の動脈硬化によって血管性病変が生じ、脳細胞の機能が低下した結果として生じるタイプの認知症です。血管障害が生じた脳の部位によっても症状に差がありますが、記憶力や理解力、そして判断力が低下します。

〈アルツハイマー型認知症〉

原因が不明であり、大脳とその神経細胞の萎縮、消失、原線維変化、アミロイド沈着などを伴って脳老化が病的に速く進行すると考えられています。日本ではこのアルツハイマー型認知症が一番多いといわれています。

《心臓の病気》

〈狭心症〉

狭心症は冠（状）動脈の狭窄に伴う血流不足から生じます。心筋が一過性の虚血（酸素欠乏）に陥るため、前胸部痛や胸部圧迫感などの狭心発作が起き、発作の後も疼痛が持続するときは急性心筋梗塞へ移行します。

〈**心筋梗塞**〉

急性心筋梗塞は、冠動脈の血栓形成によって、血管が閉塞することで血流が停止して心筋壊死が生じる疾患です。激しい胸痛や息苦しさ、顔面蒼白、冷汗、脂汗などの症状が出ます。胸痛は三十分以上持続しますが、高齢者によっては胸痛は軽度であることも多く、無痛性心筋梗塞の場合もあるので注意が必要です。急性心筋梗塞は、重篤な不整脈や心不全、ショック（急性全身循環不全）、心破裂などのため、急性期に死亡することがあります。

〈**心不全**〉

心不全は、心臓のポンプ機能が衰えて心拍出量が減少するために、全身の臓器組織への血液供給不全が起きる病気です。原因として、心筋梗塞による心機能低下が考えられますが、心臓以外にも、肺性心や心臓弁膜症、感染症、不整脈、脱水などが原因となります。高齢者の場合は、日ごろの活動性の低さから症状が現れにくく、苦痛など初期の訴えに乏しいので注意が必要です。

《骨の病気》

〈骨粗しょう症〉

骨を形成する細胞等の機能低下によって骨皮質が薄くなり、骨がもろくなる疾患です。原因は、閉経後女性ホルモンの低下によるものが多く、そのほか、カルシウムの不足、活性型ビタミンDの不足、副甲状腺ホルモンの過剰分泌、カルシトニンの分泌予備機能の低下などが考えられています。

〈骨折〉

高齢者に多い骨折は、大腿骨頸部骨折や腰椎圧迫骨折などですが、とくに大腿骨頸部骨折は寝たきりになる可能性が高い骨折ですので、そうならないよう注意しなければいけません。この大腿骨頸部骨折では、安静臥床期間を短縮し、合併症の発症を少なくする目的で手術を行うことが多くあります。また上腕骨頸部骨折は腕からの転倒や脱臼によって、腰椎圧迫骨折は転倒や尻もちによって起こります、いわゆる「円背《えんぱい》」となり、腰が曲がったまま固定した状態になってしまいます。

《がん（悪性腫瘍）》

腫瘍は、正常の細胞の突然変異によって発生して自律的に増殖する細胞群で、良性腫瘍と悪性腫瘍があります。良性腫瘍では主に膨張性発育、悪性腫瘍では周囲組織内に入る浸潤性発育や、腫瘍細胞が原発巣から離れて遠隔の部位に病変が形成される「転移」を起こします。転移には、リンパ行性転移、血行性転移、播種性転移（臓器表面に露出した腫瘍が胸腔や腹腔などの体腔内で剥離・脱落して増殖するもの）があります。「前がん状態」は、一般の状態より高頻度でがんになりやすいと考えられる病変をいいます。皮膚粘膜の白板症、大腸ポリープ、肝硬変などは前がん状態と考えられます。前がん状態を把握することが早期発見と早期治療には大切です。画像診断、内視鏡検査、腹腔鏡検査、超音波検査などで調べることができます。

〈がんの治療法〉

手術療法、放射線療法、化学療法、免疫療法、内分泌（ホルモン）療法、温熱療法、レーザー療法、凍結療法などがあり、手術療法がもっとも確実な治療法といわれています。また各種治療を組み合わせた集学的治療が行われることもあります。早期がんに対しては縮小手術や内視鏡的粘膜切除術、内視鏡的ポリープ切除術が積極的に行われています。また腹腔鏡下の胃切除術や大腸切除術も行われています。悪性腫瘍の治療には、根治性や、その人の年齢、ＱＯＬ（その人が今後どれだけ人間らしい生活を送れるかの尺度）など、さまざまな要素を考慮した適切な方法がとられることが必要です。

ただし、「担がん状態」といって、がんを持ったまま、ふつうに生活をしている患者さんもいます。とくに高齢者では、強力な治療による副作用を考えた場合、むしろ、何もしない「担がん状態」のほうが元気で長生きできる場合もあります。

《生活習慣病》

〈糖尿病〉

糖尿病は、体内でインスリンの作用が十分に発揮されないため高血糖が持続する疾患です。この病気では、慢性に経過すると腎臓、網膜などに血管障害を生じ、重大な合併症が発症します。中高年に多い２型糖尿病には食事療法と運動療法で改善できるものもありますが、重症化や合併症を伴う場合にはインスリン注射や薬剤療法が必要です。

〈高脂血症〉

高脂血症とは、血液中のコレステロールや中性脂肪（トリグリセライド）が異常に高くなった状態をいいます。コレステロールが高い状態を高コレステロール血症、中性脂肪が高い状態を高トリグリセライド血症と呼び、いずれも一部遺伝的要素がありますが、原因のほとんどは食事やアルコールの過剰摂取、糖尿病、肥満の併発などによるものです。放置すると動脈硬化の原因となります。そして、心筋梗塞や脳梗塞に進展するのです。

前記のように、血液中のコレステロールが高い状態を高コレステロール血症といい、動脈硬化から虚血性心疾患を発症しやすくなります。「ＬＤＬコレステロール値」が高ければ動脈硬化が進むといわれるのに対し、「ＨＤＬコレステロール値」が高ければ動脈硬化・虚血性心疾患を予防するといわれています。治療は食事療法、薬剤療法があります。

〈高血圧症〉

心臓から送り出された血液が動脈壁を押す圧力を血圧といいます。この血圧が高いほど、脳卒中や心臓病、大動脈瘤、腎機能障害、高血圧性網膜症などの心臓血管性疾患を合併するリスクが高くなります。加齢とともに大動脈硬化のために血圧は高くなります。高血圧の初期は一般に無症状ですが、持続すると各種臓器の障害を合併し、症状が現れます。治療には減塩はもちろんのこと、薬剤による降圧療法が勧められます。

《そのほかの病気》

〈腎不全〉

腎不全のうち「急性腎不全」は、腎機能が急速に低下して老廃物の蓄積や水・電解質バランスに失調を呈した症候群のことをいいます。一方、「慢性腎不全」は腎機能が徐々に低下し、腎が老廃物を十分に排泄できなくなった状態のことです。腎不全を悪化させる因子には糖尿病と高血圧症がありますので、そうならないためにも、血糖値や血圧の高い人の治療は必須です。腎機能が低下してくると、心機能も低下していきます。

また、腎臓からの造血ホルモン（エリスロポエチン）の分泌が低下するため、「腎性貧血」にも陥ります。人工透析または腹膜透析によって体内の老廃物や水分を排出しなければ、生命を維持することができません。

第八章●支援や介護が必要になったら

ケアマネさんを上手に選ぼう

さて、ここまで述べてきた病気などを機に、あるいは体力や運動機能の低下によって、あなたに支援や介護が必要なときがきたら、まず、何をどうしようと考えますか？手伝ってもらいたいこと、助けてもらいたいことがはっきりしているなら、それをケアマネさんに伝えればいいのだから、何も考えることはないだろうと思うかもしれませんが、それはそう簡単ではありません。

簡単でなくなるのは、あなたの希望と「介護保険」との間に齟齬が生じることが多々出てくるからです。

ケアマネは、たしかにその人にとって必要なサービスのプランを立ててくれますが、これは介護保険法という法律に基づいて立案します。本人の希望を聞いたからといって、すべてがそのとおりになるわけではありません。前にも述べたように、自治体から認定された介護度によって、利用できるサービスの種類や時間も違ってきます。

しかし、これはサービスを受ける側にとってはどうでしょう。規定の枠をはずれれば、そこをなんとかしてほしいと思っても願いはかなわず、逆に必要のないことに「これは介護保険サービスが使えますから」などと言われても、かえって迷惑な思いをすることでしょう。

細かなことをいえば、介護保険法では日常生活の援助の範囲もかなり厳密に決まっています。たとえば、家の外側の窓ガラスを拭くことや家具の配置換えなどは、介護保険では使えません。しかし実際には、窓拭きや家具の移動などは、介護の必要な人にとっては難しく、しかも必要なことです。

法律の趣旨ではおそらく、これらのことは家族や身内にやってもらいなさい、ということだったのでしょうが、現実にはひとり暮らしで近くに身寄りのない方も大勢いらっしゃいます。また、掃除などはいいから、ただ話を聞いてもらいたいという方も多いのが現実ですが、これは衛生上必要だからこそ掃除というサービスを受けているわけで、ヘルパーも座って話し込むわけにはいきません。

ただ、法律上の問題点はあるにしても、いまはこうした問題に直面したとき、気のきいたケアマネさんなら介護保険にはないサービスの情報も持っていて、シルバー人材センターやボランティア団体、社会福祉協議会などを紹介してくれたりします。

逆にいえば、介護を受ける側がそれらの情報を知っていれば、自分自身で、あるいはケアマネさんを通じて連絡をとり、保険適用外の家具の移動や庭の手入れ、移動の援助、傾聴（話し相手）などのサービスも、比較的お金のかからない方法で受けられるわけです。

また、国の介護保険制度とは別に、その地域が独自に設けている公的サービスがあることなどを把握していれば、介護保険とうまく組み合わせることも可能になります。ケアマネを中心に訪問医をはじめとする医療従事者や役所などとうまく連携がとれていれば、保険外サービスでも「例外なし」とはせずに、本当に必要なサービスだとケアマネが判断して役所などに状況を伝えてくれることも出てくるでしょう。

このように、支援や介護が必要になったとき、ケアマネがキーパーソンとなることは間違いありませんが、そのケアマネさんに、多くの機関や組織とつながってもらうには、こちらがそうした情報や事例を知っておくこともポイントになります。

要は、保険の枠にとらわれすぎずに、自身への支援や介護がより多角的に受けられるよう、ケアマネさんに動いてもらえるのが最良なのですが、そのためには、最初のうちからケアマネさんとよく話し合い、いい人間関係をつくっていくことが必要でしょう。

家族が「共倒れ」にならないように

ところで、介護を受ける方は、そのときどんな「家庭環境」にあるのでしょうか？ひとり暮らしなのか、配偶者と一緒なのか、それとも頼れる子どもや、孫までもいる家庭なのか——。

これらのうち、これまでは、ひとり暮らしや高齢者のみの夫婦、あるいは子ども世帯との同居というパターンが多かったのですが、近ごろの傾向としては「未婚の子どもと同居」というケースも増えています。八十歳を超えても未婚の子どもと一緒に暮らして、炊事洗濯など身のまわりの世話をしている高齢者もいるようです。一方、子どもが定職につけずにフリーターやニートとなって、自立できないまま実家に住み続けているというケースもあります。

それぞれに家庭の事情というものがあり、ここではそれぞれのケースの良し悪しについては述べませんが、こうした時代だからこそ気をつけなければいけないことがひとつありますので申し上げます。

それは、高齢者の家族が「共倒れ」にならないようにすることです。

たとえば、親の年金を当てに暮らしている親子がいたとしましょう。そこで親の介護が必要となったとき、「介護保険があるから」と思っても、それは前述のとおり制度上の制限があって、すべてが無料というわけではありません。介護にはお金も労力もかかるということですが、そうした場合、悪質なケースでは介護を家族が放棄して適切な介護も受けさせずに、しまいには虐待に至る例さえ報告されています。そこまでいかなくても、介護にかかる金を惜しんで家族で看ているうちに、行き詰まったり、介護する人が倒れてしまったりすることもあるのです。

少し前までの郊外や農山村では、家のお年寄りはお嫁さんが介護するのが当たり前でした。ひとりで介護の苦労を背負ってしまい、心身ともに追い詰められてしまうことも多々ありました。いまでも、こうしたケースもないわけではありません。それに加えていまは、結婚もせずに仕事一筋に頑張ってきた同居の子どもが、親に介護が必要になったとたん、頼りきっていた家事が滞って日常が回らなくなったり、逆にここぞとばかり恩返しをしようとして仕事を辞めてしまったり……。

家族が介護に専念するのを一概には否定できませんが、共倒れをしてしまえば、お互いが不幸になってしまいます。できれば、お互いが自立していることが望ましい状態だといえます。そうしたなかで、労力的には家族が少し手を貸す、たまに無理をすることがあっても、逆に休養できる時間も確保しておく、そんなゆとりが大切です。

経済的にも同様で、家族だからと多少の融通はあったとしても、どちらかがおんぶにだっこでは長続きはしません。このあたりが家族間で解決できないと判断した場合は、ケアマネに相談したり、公的補助制度や成年後見人の制度を利用することを検討してみてください。家族内のことだからと抱え込んでいると、かえって取り返しのつかないことになりかねません。

蛇足ながら申し上げておけば、世の中の「介護」に対する概念は、二〇〇〇年に介護保険が導入されたことで大きく変わりました。

それまでは「措置の時代」といわれ、税金によって供給されるサービスは「してあげる」側と「してもらう」側という一方的な関係で運営されていました。しかし、介護保険が始まってからは、利用者は自己負担額を支払い、同時に介護保険料も支払うようになりました。つまり、料金を間接的・直接的に支払い、それに応じたサービスを受けるという「自己責任」と「公共福祉」の両方のシステムによって運営されるようになったのです。さらに、二〇〇五年からは食費と居住費が自己負担化され、利用料を支払わなければならなくなりました。

介護保険にもお金がいる時代となり、介護を受ける人の負担が増えたからこそ、共倒れにはいっそう注意が必要だということです。

高齢者を支えてくれる「人的」サービス

ここまで折に触れて取り上げてきましたが、では「介護保険」によって高齢者を支えてくれる「制度」や「施設」や「人」には、いったいどんなものがあるのでしょう。ここであらためて整理して、簡単な説明を加えておきましょう。これらは、厚生労働省のホームページや各自治体のホームページなどでも説明がされていますが、文章でわかりにくい場合は、お近くの役所の介護保険課にお尋ねいただくか、ケアマネに直接相談してみてください。

さて、そのケアマネとコンタクトをとる方法は何度か触れましたが、あらためて整理すれば、①役所の介護保険課に連絡し、実状を話してケアマネを紹介してもらう、②病院に入院中か、施設などに入所中であれば、そこの医療ソーシャルワーカーや生活相談員からケアマネを紹介してもらう、③役所などが発行している「ケアマネのいる事業所一覧」から直接問い合わせる、などが主な方法です。近所に介護認定を受けている人がいたら、相談してみるのもよいでしょう。ケアマネとコンタクトがとれれば、介護保険によるサービスのほとんどはケアマネが手配してくれます。以下、そのケアマネから順に、高齢者を支えてくれる人たちを、ご紹介します。

〈ケアマネジャー（介護支援専門員）〉

通称「ケアマネ」といわれるケアマネジャーは、介護保険制度で、「要介護者または要支援者からの相談に応じるとともに、要介護者等がその心身の状況等に応じ適切なサービスを利用できるよう、市区町村、サービス事業者、施設などとの連絡調整等を行う人のこと」と規定されています。簡単にいえば、高齢になって生活に支障が出てきたなと思ったら、相談をして問題解決のための調整をしてくれる人のことです。介護保険制度はかなり複雑で一般の人が理解するのは大変ですが、ケアマネはさまざまな制度を理解し、その人にとって一番よいと思うサービスを決める役割を担っています。介護認定の申請のアドバイスをするのもケアマネジャーの仕事です（ケアマネについては、第五章の「ケアマネとは何か？」の項でも触れていますので、ご参照ください）。

〈民生委員〉

民生委員は古くからある制度で、いわゆる近所の世話役さんといったところでしょうか。職務は、①住民の生活状態を適切に把握すること、②援助を必要とする人が地域で自立した日常生活を営むことができるよう相談・助言・その他の援助を行うこと、

③援助を必要とする人が公的行政サービスを適切に利用するための情報提供などの援助を行うこと、④社会福祉事業者などと密接に連携し、その事業や活動を支援すること、⑤福祉事務所その他の関係行政機関の業務に協力すること、などです。きわめて多岐にわたるのですが、基本的にはボランティアに近い活動で、昔は「名誉職」として引き受けてくださる方も多かったようです。しかし、近所づきあいが減った現在では、引き受けていただく地域の名士やボランティアの方の人手不足も深刻な問題になっています。

〈医療ソーシャルワーカー〉

病院の医療連携室などにいて、患者さんやその家族の相談に乗ってくれる専門職のことです。ソーシャルワーカーとは、生活する上で困っている人々や生活に不安を抱えている人々に対して総合的な援助を提供する専門職の総称ですが、最近では専門別に、この分野の人を「医療ソーシャルワーカー」（ＭＳＷ）と呼んでいます。患者さんやその家族の方々の抱える経済的、心理的、社会的問題の解決や調整を援助し、社会復帰の促進を図るのが仕事です。

高齢の患者さんの場合、具体的には、ケアマネの紹介など退院後の生活へのサポートなどを行うことが多いようです。

〈**成年後見人**〉

成年後見人とは、精神上の障害で判断能力に欠けるとして家庭裁判所から後見開始の審判を受けた人（成年被後見人という）の、財産に関するすべての法律行為の代理権を持つ人をいいます。成年後見人は、成年被後見人の事情に応じて家庭裁判所が選任しますが、本人の親族以外にも、法律・福祉の専門家といった第三者や、福祉関係の公益法人その他の法人が選ばれる場合があります。

高齢者の場合、認知症の方もこの対象者となりますが、最近では身寄りのない高齢者でもこの制度を利用されます。また、厚生労働省では、認知症高齢者の増加や身寄りのない高齢者の増加に伴って、これまで弁護士や税理士、社会福祉士などの専門職が担ってきた後見人の枠を広げ、市民後見人を増やすことで新しい支援体制を構築しようとしています。

〈社会福祉士（生活相談員・ソーシャルワーカーなど）〉

地域包括支援センターなどに配置されているスタッフで、「身体上もしくは精神上の障害があること、または環境上の理由により日常生活を営むのに支障がある者の福祉に関する相談に応じ、助言、指導、福祉サービスを提供する者、または医師その他の保健医療サービスを提供する者その他の関係者との連絡および調整その他の援助を行う専門職」のことです。高齢者の相談窓口にはこの職種の方がいますし、高齢者施設などにも「生活相談員」として在籍しています。また、高齢者虐待の問題もこの職種の方が担当している自治体が多いようです。

〈介護福祉士〉

介護福祉士とは、「専門的知識および技術をもって、身体上または精神上の障害があることにより日常生活を営むのに支障がある者に心身の状況に応じた介護を行い、ならびにその者およびその介護者に対して介護に関する指導を行うことを業とする者」のことをいいます。ホームヘルパーとの大きな違いは国家資格であること。幅広い知識を持ち合わせており、事業所の責任者となることもできます。

〈ホームヘルパー（介護職員初任者研修修了者・訪問介護員）〉

介護保険制度において、「介護を必要とする高齢者に対して訪問介護あるいは介護予防訪問介護を提供する者」のことをいいます。現在、介護保険を使っている人にとっては、いちばん身近にいる存在ではないでしょうか。ホームヘルパーになるには、都道府県知事または都道府県知事の指定する者の行う研修を受け、研修を修了した証明書の交付を受ける必要があります。常に、人手不足が懸念されており、外国人労働者の導入も検討されています。

〈福祉用具専門相談員〉

福祉用具の専門的知識を有し、利用者に適した用具選びなどの相談を担当する人のことです。福祉用具の事業者は事業所ごとに二人以上の福祉用具専門相談員を置くこととされています。専門相談員は、保健師や看護師、准看護師、理学療法士、作業療法士、社会福祉士、介護福祉士、義肢装具士、介護職員基礎研修修了者、訪問介護一級・二級修了者、または指定講習修了者のいずれかでなければなりません。具体的には、車椅子や靴、杖などの選定をします。

〈ガイドヘルパー（外出介護員）〉

主に、障害者に対して移動の介護など、外出時の付き添いを専門に行うホームヘルパーです。重度の視覚障害者や脳性麻痺などの全身性障害者、知的障害者、精神障害者が、社会生活上外出が不可欠なとき、あるいは余暇活動などの社会参加のために外出をするとき、適切な付き添いを必要とする場合に派遣されます。

〈作業療法士（OT）〉

医師の指示のもとに、「作業療法」を行う人のことをいいます。いわゆるリハビリは、主に作業療法士や理学療法士、言語聴覚士といった職種の人たちが担当しますが、作業療法士はとくに移動、食事、排泄、入浴など日常生活の活動に関する訓練や、退院後の住環境への適応訓練、外出などの訓練を行います。

〈理学療法士（PT）〉

医師の指示のもとに、「理学療法」を行うことを業とする人です。加齢や事故などによる身体機能障害から回復するためのトレーニングのほか、脳卒中での麻痺などの障害を持つ人に対して、その基本的動作能力の回復を図ることを目的に、治療体操などの運動（運動療法）を行わせ、電気刺激、温熱、寒冷、光線、マッサージなどの物理療法を行います。

〈**言語聴覚士**（ＳＴ）〉

言語聴覚士は、「音声機能、言語機能または聴覚に障害のある者についてその機能の維持向上を図るため、言語訓練その他の訓練、これに必要な検査および助言、指導その他の援助を行うことを業とする者をいう」と定義されています。具体的には、ことばの障害（失語症や言語発達遅滞など）、きこえの障害（聴覚障害など）、声や発音の障害（音声障害や構音障害）、食べる機能の障害（摂食・嚥下障害）などの障害のある人に対して、必要に応じた訓練、指導、助言その他の援助を行います。

〈**視能訓練士**（ＯＲＴ）〉

「両眼視機能に障害のある者に対するその両眼視機能の回復のための矯正訓練およびこれに必要な検査を行うことを業とする者」をいいます。視能訓練士法に基づいて、医師の指示のもとに両眼視機能に障害のある人に対する回復のための矯正訓練や、そのために必要な検査、および眼科にかかわる視力、視野、屈折、調節、色覚、光覚、眼圧、眼位、眼球運動、瞳孔、涙液などの検査のほか、超音波や電気生理学、写真の撮影検査などを行います。

〈**訪問看護師**（訪看）〉

訪問看護師とは、病気や障害を持った人が住み慣れた地域や家庭で、その人らしく療養生活が送れるように、訪問看護ステーションから生活の場へ訪問して看護ケアを提供し、自立への援助を促すとともに療養生活を支援する役割の看護師です。適切な判断に基づいたケアとアドバイスを行います。二十四時間、三百六十五日対応の訪問看護ステーションも多く、医師や関係機関と連携をとりながら、医療的なケアが必要な方やターミナルケアの方の在宅支援を行っています。

自宅で支援・介護が受けられる「居宅サービス」

住み慣れた自宅で暮らし続けたい、そんな希望をかなえるためのサービスは、じつはかなりあります。必要な人のところに必要な情報とサービスが届けられれば、在宅で介護を受けながら暮らすことは可能なのです。

以下のサービスはケアマネや介護保険課の職員が紹介してくれますが、役所のホームページなどでも内容や事業所名が検索できますので、地元ではどんな事業所がどんなサービスを提供しているのか、あらかじめ知っておいてもいいでしょう。

〈訪問介護〉（ホームヘルプサービス）

訪問介護とは、介護福祉士や訪問介護員（ホームヘルパー）が利用者の居宅を訪問して、入浴、排泄、食事などの「身体介護」や、調理、洗濯、掃除、ゴミ出しなどの「生活支援」を行うサービスです。介護認定を受けた高齢者がひとり暮らしか、家族が病気などで家事をこなすのが困難になったとき、ケアマネの手配によってまず利用するのがこのサービスです。

〈訪問入浴介護〉

自宅に簡易浴槽を持ち込んで入浴の介助を行うサービスです。自宅でお風呂に入れない方や、通所施設での入浴が難しい方が対象です。利用の際には、「意見書」という書類を主治医にお願いしてください。主治医からの許可が必要です。

〈訪問看護〉

看護師が、在宅の療養者に対して行うサービスです。その内容は幅広く、療養者の状態の観察と食事、排泄、清潔保持など療養上の世話から、注射や傷の手当てや処置、診療の補助、精神的支援、リハビリテーション、終末期の看護、療養指導などが含まれます。医師の指示によって点滴や褥瘡措置、浣腸、膀胱のカテーテルの交換、痰の吸引など必要な医療処置も行います。このうち一部の医療行為は、ホームヘルパーでも可能になりましたが、その指導を訪問看護師が行うこともあります。なお、高齢者の場合は、基本的に訪問看護には医療保険ではなく介護保険が優先して適用されます。主治医からの指示書が必要です。

〈訪問リハビリテーション〉

理学療法士や作業療法士、言語聴覚士が在宅の要介護者等を訪問し、医師からの診療情報提供書に基づいて、日常生活を助けるための機能の維持・回復訓練などのリハビリテーションを個別に実施するサービスです。利用には主治医とリハビリ担当医の許可が必要です。

〈居宅療養管理指導〉

医療機関への通院が難しい利用者の自宅に訪問し、療養に必要な管理指導を行うサービスで、医師・歯科医師による指導、歯科衛生士による指導、薬剤師による指導、管理栄養士による指導、看護師・保健師による指導を受けることができます。医師がサービスを必要と判断すれば利用できます。

〈通所介護（デイサービス）〉

デイサービスは多くの方がご存じではないでしょうか？　利用者がデイサービスセンターなどの施設に通って、レクリエーションを行ったり、日常生活の支援（食事・入浴等）を受けるサービスです。外出して多くの人と触れ合うことができるので、利用者にとっては気分転換になりますし、同居の介護者にとっても自分の時間を確保することができます。入浴などのほか、囲碁や将棋、俳句、手芸といったレクリエーションを取り入れているところも多くあります。簡単な運動や、積極的に外出するプログラムを用意しているところもあるので、自分に合ったところを探しましょう。

〈通所リハビリテーション（デイケア）〉

理学療法士などの専門家や医師が配置された施設に通い、主にリハビリテーションを行うサービスです。デイケアではリハビリテーションのほか、食事や入浴などの日常生活に関するケアも受けられます。骨折などで入院し、退院したあとに利用する人が多いのが、このデイケアです。

〈短期入所生活介護（ショートステイ）〉

施設に短期間だけ入所し、食事・入浴・生活援助サービス・機能訓練を受けるサービスです。ショートステイには、特別養護老人ホームなどで生活面の介助などを受ける「短期入所生活介護」と、介護老人保健施設や医療機関で医療的なケアを受ける「短期入所療養介護」の二種類があります。ショートステイは、主に介護する側の家族などが介護をレスパイト（休息）したり、旅行や冠婚葬祭などで介護できない期間が生じた際に利用されています。

〈福祉用具貸与〉

福祉用具貸与（レンタル）は、在宅介護に必要な用具を、費用の一割の自己負担で借りることができるサービスです。都道府県または市区町村の指定を受けた事業者から借りることになります。福祉用具は、杖や歩行器、車椅子、介護用ベッドなど日常的に利用する多種のものが対象となっています。内容や費用については、ケアマネとよく相談してください。メンテナンスや解約の規定もあらかじめきちんと調べておくことが必要です。

地域密着型のサービスも

以下のサービスは厚生労働省によって国の方針として定められたものですが、地域密着型であるため、原則としてお住まいの市区町村以外の施設は使えません。そして、積極的に採用している自治体もあれば、していないところもあります。また、制度はあっても、人手不足のために実際には稼働していないケースもありますので、退院後、在宅での介護を考えておられる方は、必ず実状を確認しておきましょう。ケアマネが案内や手続きなどを手伝ってくれます。

〈定期巡回・随時対応型訪問介護看護〉

利用者が可能な限り自宅で自立した日常生活を送ることができるよう、定期的な巡回をしたり、随時通報への対応をするなど、利用者の心身の状況に応じて、二十四時間、三百六十五日必要なサービスを必要なタイミングで提供します。また、サービスの提供に当たっては、訪問介護員だけでなく看護師なども連携しているため、介護と看護の一体的なサービス提供を受けることもできます。対象者は要介護1以上の高齢者です。

〈夜間対応型訪問介護〉

利用者が可能な限り自宅で自立した日常生活を、二十四時間安心して送ることができるよう、夜間帯に訪問介護員（ホームヘルパー）が利用者の自宅を訪問します。「定期巡回」と「随時対応」の二種類のサービスがあります。定期巡回は、夜間帯（午後六時～午前八時）に定期的な訪問を受け、排泄の介助や安否確認などのサービスを受けることができます。随時対応は、ベッドから転落して自力で起き上がれないときや夜間に急に体調が悪くなったときなどに、訪問介護員を呼んで介助を受けたり、救急車の手配などのサービスを受けることができます。

〈認知症対応型通所介護〉

認知症の人に利用を限定した通所介護です。認知症型通所介護施設では、ひとりひとりに合わせたきめ細かいケアが可能となります。通う施設には、民家などを利用した専用のものや、特別養護老人ホームなどに併設されたもの、グループホームなどの共用部分を利用するものなどがあります。定員は十二名以下と定められていて、要支援の方から利用が可能です。

〈小規模多機能型居宅介護〉

少し耳慣れないかもしれませんが、通所介護（デイサービス）を中心に利用しながら、必要に応じてショートステイや訪問介護を受けることができるサービスです。メリットとしては、同じ介護者からさまざまな種類のサービスを受けるので、毎回ケアプランを見直さなくても必要に応じて三つのサービスを臨機応変に選べること、一カ月の利用料が定額なので介護費用がふくらみすぎず、業者がひとつなので連絡などの手間が省けるということがあります。

〈**看護小規模多機能型居宅介護**〉

前記の小規模多機能型居宅介護に医療的ケア（訪問看護）が加わったサービスです。「通い」「宿泊」「訪問看護」「訪問介護」の四つのサービスが受けられます。看護と介護のサービスが一体的に行われることで、緊急時などには柔軟なサービスを受けることができます。医療的ケアが必要な方たちが増えてきたにもかかわらず、これまではなかなか十分な居宅介護・看護サービスが受けられませんでした。このサービスはこうした問題に対応したもので、今後ますます必要になってくるでしょう。

〈**認知症対応型共同生活介護**（グループホーム）〉

認知症の利用者を対象にした専門的なケアを提供するサービスです。利用者が可能な限り自立した日常生活を送ることができるよう、グループホームに入所して、家庭的な環境と地域住民との交流のもとで、食事や入浴などの日常生活上の支援や、機能訓練などのサービスを受けます。

グループホームなどの入居施設一般については次の章で詳しく述べますが、このタイプのグループホームでは、ひとつの共同生活住居に五～九人の少人数の利用者が入り、介護スタッフとともに共同生活を送ります。対象者は要支援2以上の方です。

〈地域密着型特定施設入居者生活介護〉

利用者が可能な限り自立した日常生活を送ることができるよう、指定を受けた入居定員三十人未満の有料老人ホームや軽費老人ホームなどが、食事や入浴などの日常生活上の支援や、機能訓練などを提供します。要介護1以上の方が対象です。

〈地域密着型介護老人福祉施設入所者生活介護〉

こちらは入所定員三十人未満の介護老人福祉施設（特別養護老人ホーム）が、常に介護が必要な方の入所を受け入れ、入浴や食事などの日常生活上の支援や、機能訓練、療養上の世話などを提供する制度です。地域密着型介護老人福祉施設入所者生活介護は、明るく家庭的な雰囲気で、地域や家族との結びつきを重視した運営を行うこととされています。対象者は要介護1以上の方です。

さまざまな「生活支援サービス」

以下に紹介する「生活支援サービス」は、各市区町村によって内容が異なります。また、お住まいの地域のサービスしか受けることができません。ここでは東京都港区におけるサービスを参考に述べますが、ほかではどんなサービスがあるのか、各市区町村の介護保険課やケアマネなどに聞いてみましょう。利用したいサービス情報を、ホームページや冊子などで確認してみましょう。

〈配食サービス〉

ひとり暮らしなどの高齢者の方に、栄養バランスのとれた食事（弁当）を配達し、栄養管理や健康維持を図るとともに、安否確認を行い、生活の安全を確保する制度です。民間業者の配食サービスと比べると、安価な値段で利用することができます。

〈理美容サービス〉

常時寝たきりの状態にある高齢者の方で、美容院や床屋さんなどに行くことが困難な方の家を訪問して、カットやシェービングなどを行うサービスです。だいたい二カ月に一回くらいの頻度で使え、利用料も安価に抑えられています。体を清潔に保つとともに、心もリフレッシュできます。知らない方も多い制度ですが、上手に利用して、気持ちよく過ごしていただきたいものです。

〈徘徊探索支援〉

認知症の高齢者が徘徊して居所不明となった場合、ＧＰＳを使って二十四時間体制で探索サービスを行い、その居場所を家族などに知らせます。対象者は六十五歳以上の在宅の高齢者で探索機器（ＧＰＳ端末器）装着の必要が認められる人です。徘徊高齢者に対する対応は、住む地域によってかなり差があります。認知症などで徘徊のおそれがある方がご家族におられる方は早めにケアマネに相談して、確認しておいてください。

〈緊急一時介護人の派遣〉

要支援、要介護認定者以外のひとり暮らしなどの高齢者が、緊急または一時的な理由で家事援助などが必要となったとき、ホームヘルパーを派遣して家事援助や身体介護を行います。比較的安価な利用料金が設定されているので、急病などで日常生活に支障をきたしたとき、お住まいの市区町村でこのような制度があるかどうか確認しておくと安心です。

〈紙おむつ給付およびおむつ代の助成〉

日常生活で紙おむつを必要とする高齢の人に、紙おむつを給付もしくは助成する制度です。紙おむつ代は家計をかなり圧迫するものなので、この制度がお住まいの地域にあるかどうかも確認してみてください。介護施設などでは給付対象外となることがありますが、入院中については助成がある地域もありますので、詳細はお住まいの市区町村へ問い合わせてください。

〈訪問電話〉

ひとり暮らしなどの高齢者のお宅に訪問電話相談員が定期的に電話をかけ、安否確認をするとともに各種の相談に応じる制度。このような公的な見守りだけでなく、いまでは自治体が飲料配達業者や宅配業者、新聞配達員などと連携して見守りや声かけなどを行っているところもあります。

〈寝具乾燥等消毒〉

要介護3～5の人が高齢者のみの世帯にいて、布団を干すのも難しい場合、寝具乾燥消毒車で家庭を訪問して寝具の乾燥消毒を行うサービス制度です。このような制度は知らない人も多く、ケアマネなども見落としやすいところですから、お住まいの地域にこのようなサービスがあるかどうか、いま一度チェックしていただきたいと思います。衛生を保つことは在宅において重要なことです。

〈福祉キャブの運行〉

寝たまま、または車椅子に乗ったまま利用できる車の運行を行い、高齢者の移動を支援する制度です。都市部では自家用車の改造よりも、こちらを利用するケースが多いようです。通常のタクシー料金で利用することができます。

〈通院支援サービス〉

私どもの医療法人の本部がある港区独自のサービスです。他の市区町村では利用できない場合が多いのでご注意ください。基本的に介護保険では医療機関への送迎は認められていますが、医療機関内での待ち時間の付き添いは認められていません。しかし大病院が多く、検査などでの館内移動が困難なケースも多々ありますので、港区では付き添いサービスも認められるようになりました。対象者は介護保険法の要介護1から5までの認定者で、ケアプランに訪問介護（通院介助）が計画されている人です。

〈有償在宅福祉サービス〉

社会福祉協議会などが運営している、いわゆる住民同士の助け合いの精神から生まれた制度です。どの地域でもあるわけではありませんが、「ファミリー・サポート・センター」などという名称で、会員制の福祉サービスが行われています。お手伝いできる人、お手伝いしてもらいたい人がそれぞれ登録し、マッチングを行います。食事の支度や掃除、外出の付き添い、急病時の買い物代行、見守りのサービスなど、内容も地域によってまちまちですが、基本は会員制の有償ボランティア（一時間八百円〜千円程度）で介護保険とは異なります。介護保険では適用できないけれど、困りごとが起こったときに役に立つサービスです。

〈介護家族の会〉

名称はさまざまですが、介護する家族の悩みを聞いたり、息抜きができる場所を設けている自治体も多くあります。頻度や内容も地区によって異なりますが、介護に疲れた、少し休みたい、仲間と情報を共有したいと思ったら、役所やケアマネに相談してみましょう。公の機関であれば個人情報についても十分配慮されていると思いますが、地域の人が多く参加しているところでは話がしにくいということがあれば、早めに相談してみましょう。市区町村の行政範囲を超えることは難しいかもしれませんが、隣町の会合などに参加できるように配慮してくれる場合もあります。

「介護予防サービス」のあれこれ

国民の健康寿命を延ばそうと、国も介護予防に力を入れて、さまざまな事業に予算を割いています。それらは、基本的にはまだ介護を必要としない人のための行政サービスですが、高齢社会のなかでの「助け合い」の意味を持つものも含まれていますので、地域の広報誌やホームページなどで情報を得ておけば、生活に役立ちます。

地域によっては、また事業によっては、これらに参加することでポイントを付与するなど、ゲーム感覚で楽しめるような工夫もなされています。公的な組織や施設や活動はほとんどが無料か低価格ですので、積極的に利用したいものです。きっかけがつかめない方は近所のお友だちを誘ってみてはいかがでしょうか？


〈無料職業紹介所〉

中高年（おおむね五十五歳以上の人）を対象とした就職支援紹介所のことで、再就職などをめざす健康な高齢者を支援しています。港区では「しごと五五」という名称になっています。お元気な中高年の方々がここから港区内の事業所を紹介されています。ちなみに、私どもの医療法人でも多くの有能なスタッフがこちらからの紹介で大活躍されています。


〈シルバー人材センター〉

健康で社会参加の意欲があり、かつさまざまな経験を持っている高齢者に、それぞれ適した仕事の機会を提供するところです。おおむね六十歳以上の人で前職などの経験が生かせる仕事を紹介します。

一方、これを利用する際は、個人であれば、とくに頼む仕事に制限はありません。襖や障子の張り替えや庭の手入れなど、利用されたことがある方も多いのではないでしょうか？　仕事をする側の位置づけは営利目的の就労ではなく、あくまでも有償のボランティアですので、利用料金も低く抑えられています。

〈老人クラブ〉

地域の高齢者が集まり、地域社会と一体となって社会奉仕活動や健康を進める活動、生きがいを高める活動などを行うクラブのことで、形態や活動頻度の違いはあっても、全国各地にこのようなクラブはあるのではないでしょうか。独自の会館を持ったり、活動費の一部を市区町村が助成したり、公民館などの公的施設を提供したりしているところもあります。

〈介護予防事業〉

厚生労働省が力を入れている介護予防事業の一環として、高齢者が要介護状態となることを予防し、自立した日常生活が送れるよう、市区町村がそれぞれに企画する健康関連の事業や催しがあります。地域によって、さまざまな企画が行われているようですが、遊びの要素を入れたトレーニングなど工夫がなされています。

• • •

さて、本章をここまでお読みいただいた方は、高齢者向けにずいぶんと多くの「かゆいところに手が届く」サービスが用意されているんだな、と感心されたのではないでしょうか。

しかし、一方では対象者に制限があったり、ちょっとした条件が違えば、介護保険が使えないケースも多いことがわかるかと思います。ですから、足りないところを補うためには、民間業者による私的なサービスなどもうまく取り混ぜて、自分のそのときの状態に合った支援や介護の体制をつくることが求められるわけです。

ここで述べたさまざまな制度やサービスを組み合わせて調整してくれるのはケアマネの仕事ではありますが、それはあくまでも介護保険でのサービスが対象です。

個々のケアマネのやる気と資質にかかってくる部分が大きくなり、ケアマネの選び方も大事になってきます。同時に私たち自身が介護保険以外の制度やサービスにどんなものがあるのか、知っておくことも大事になってくるといえるでしょう。

●参考ホームページ

厚生労働省＝http://www.mhlw.go.jp/

WAM NET＝http://www.wam.go.jp/content/wamnet/pcpub/top/

全国訪問看護事業協会＝http://www.zenhokan.or.jp/index.html

高齢者住宅仲介センター㈱えんカウント＝http://en-count.com/

東京・港区役所＝http://www.city.minato.tokyo.jp/

第九章●失敗しない施設・サービスの選び方

施設に移り住むとしたら

もし、あなたに介護が必要になったとき、自宅に住み続けられないとしたら、どんなところが理想でしょうか？

ある程度プライバシーがしっかりと守られているところがいいですか？　それともアットホームなグループホームのようなところがいいでしょうか？

それぞれにはメリットとデメリットがあります。有料老人ホームなどは、個室が多くプライバシーが保たれ、建物も豪華である、というところはよいとしても、お金がとてもかかります。個室はいいようですが、体が弱ってきたり判断能力が鈍くなってきたとき、自分で助けを呼べなければ身体の変調に気づいてもらえません。

その点、グループホームのようなところは、お互い目の届くところに人がいるので、体調の変化には気づいてもらいやすく、リビングなどでいつでも気軽におしゃべりを楽しむこともできます。一方、ひとりになりたいときは、個室といえども音などは気になるかもしれません。

また、高齢者のなかには、老人ばかりの施設に住むのは気がめいるという方もいらっしゃいます。昔の長屋、いまふうにいえばシェアハウスのような施設があって、そういうところに高齢者も住めるのなら、そうしたいと希望されるかもしれません。

いずれにしても、もし施設に移り住むとしたら、そうしたメリットやデメリットを考えて慎重に選ぶことが大切になりますが、その前にもうひとつ知っておくべきなのは、こうした施設が置かれている社会的な「現実」についてです。

特別養護老人ホーム、いわゆる特養は、二〇一四年の時点で申し込み数が約五十二万人。厚生労働省は、ただちにこれが入所の必要な人数ではないとしていますが、それでもこれだけの人数が特養に入所を希望し、一部は切ない思いで入所を待っているのです。高齢者やその周囲の人たちが、いかに在宅での生活に苦労してされているかということの表れでもあるかと思います。

さて、では希望しながらも特養に入れず、自宅での介護も無理という方たちは、どうしているのでしょうか？

多くは、家族に頼ったり財産を処分したりして、いくらかの無理をしながら有料老人ホームに入ったり、不自由さを承知で他の施設に入ったりしておられるのではないでしょうか。

有料老人ホームに入居するには多額の費用がかかります。楽々入れるような経済的に恵まれた人ならばともかく、働くことができなくなった高齢者の方たちは、基本的に年金と貯金でやっていくしかありませんが、たとえば月額利用料が十万円という施設があったとしても、このほかに食費、介護サービスの一割負担、医療費、交通費、おむつ代などがかさみます。病気で入院となれば、住宅と病院の二重の支払いを余儀なくされます。これでは、いくら貯金があっても、いつどのくらいお金がかかるかわかりません。いつまでそこにいられるかもわからないということになります。本来であれば年金で基本的なことがまかなえるというのが理想ですが、現実はなかなかそうなってはいません。

有料老人ホームなども、建物は立派でも、人材不足から十分なサービスが受けられなかったり、運営会社の倒産というリスクもあります。少し前に、老人施設が火事になり多数の死傷者を出した事件がありました。運営管理のずさんさが指摘されましたが、雑魚寝をさせるような施設があるなど、いまだ環境が整っているとはいいがたい状況なのです。ときおり報道されることがありますが、施設内の虐待の調査なども十分とはいえないでしょう。

こうした現実があるなかでの施設への入所となるわけですから、理想は理想として持ちながら、リスクとその対応法なども含めた、しっかりとした見通しも持って入所先を選ぶことが、自衛の第一歩となるのではないでしょうか。

この章では、終の棲家として施設への入所・入居を考えておられる方々が、入居先を選ぶのに失敗しないよう、介護保険法に定められた各施設の概要を紹介するとともに、入居を決定するのに役立つよう、章末に施設とサービスについての細かなチェック項目（チェックシート）を掲げました。参考にしていただければ幸いです。

高齢者のための住居施設を見学する

前章では「介護保険」によって高齢者を支えてくれる「人」や「制度」のサービスを

紹介しました。ここでは高齢者が移り住んで「終の棲家」とするという前提で「施設サービス」を見ていきましょう。

高齢者向けの住宅にはいま、いろいろなタイプのものがあります。「特養」など公的な施設は、法律で定める基準を満たしているうえ、収入に応じた利用料であるため人気がありますが、前述のようになかなか入居できません。

一方、有料老人ホームなどのほかに、民間の企業などが独自のサービスとともに高齢者向け住宅を提供していますが、質にはばらつきがあります。

必ず、本人あるいは家族の目で確かめて、契約書は面倒がらずに必ず読んで、納得のうえで入居を決めましょう。

〈特別養護老人ホーム（特養）〉

介護保険制度上は「介護老人福祉施設」の分類になり、老人福祉法上「特別養護老人ホーム」と規定されているものです。いわゆる「特養」と呼ばれるもので、全国に五十万人余もの待機者がいるといわれています。

特養の入居に当たっては、要介護度、認知症の有無、介護者の状況などが総合的に判断され、地方自治体や施設が定めた入所基準に基づいて、緊急度の高い人から入所できます。現在、全国に約六千五百ヵ所（定員約四十五万人）あり、入居対象者は要介護1以上となっていますが、実際に入居できるのは要介護4、5の方が中心です。

従来型の多床室（相部屋）とユニット型（個室）があり、現在新しく建設する際には個室しか認められていません。収入に応じた減免があるため安価なイメージがある特養ですが、ユニット型だと月額にして十一万円から二十万円弱の費用がかかる場合があります。

医療に関しては、健康管理、保健衛生が中心で、胃瘻などの医療的ケアが必要な人は入所を断られるケースもあります。また、医療的ケアが必要になった場合や、入院が三カ月以上になった場合には退去させられてしまいます。また、常に人手不足が問題となっており、職員確保ができないことから入居やショートステイを断るケースも出ています。またターミナルケア等の医療的ケアのできない施設もあり、今後、改革が必要です。

〈介護老人保健施設（老健）〉

介護保険による施設サービスのひとつで、通称「老健」と呼ばれています。こちらも収入に応じて減免があります。

入居対象者は六十五歳以上の高齢者を原則とし、要介護1以上の方となります。同じ施設サービスである特別養護老人ホームに比べると医療ケアが充実しているという側面があり、自宅と病院との中間のような役割を持っています。骨折などで退院を勧められても、歩行が十分ではない、家族介護が期待できないといった場合に、老健への転居を勧められることがあります。

在宅での生活をめざすことが基本的なスタンスのため、入所期間は三カ月未満とされ、その間に食事や入浴、排泄など日常生活のサポートや、療養上の医療ケアを受けて身体機能の回復をめざします。

〈介護療養型医療施設〉

医療・介護が必要な高齢者の長期療養施設です。要介護1以上の長期治療が必要な高齢者を対象とし、全国に約二千七百カ所あって約十二万人が入っていますが、これは二〇一八年三月末日で廃止されることが決まっています。

〈軽費老人ホーム〉

社会福祉法に定められた福祉施設のひとつで、給食サービスや日常生活に必要なサービスを受けられるA型と、自炊を基本として必要最低限の日常生活サービスが受けられるB型などに分けられます。

六十歳以上で家族との同居が困難な人や身寄りのない人が、自治体の助成を受けて少ない負担で入居できる施設で、比較的安い値段で入居できますが、現状では医療的なケアなどの面で介護度の高い人の受け入れは難しい状況です。

〈ケアハウス〉

ケアハウスは、前記の軽費老人ホームの一種で、建物の構造や設備に配慮してつくられた住まいです。個室に入居し、食事や入浴、緊急対応などのサービスが受けられ、利用料は所得に応じて決定されます。六十歳以上で自炊ができない程度の身体機能の低下がある人や、独立して暮らすには不安がある要介護１以上の人が対象です。

〈都市型軽費老人ホーム〉

経費老人ホームは、低所得者や身寄りのない介護度の軽い人の受け皿となっていますが、都市部では、地価などの影響から居住費を含む利用料が高額のため利用しにくいという状況があります。そこで、規定上の居室面積などに特例を設けて利用料の低廉化を図ったのがこの施設です。

入居対象者は六十歳以上で「身体機能の低下により自立した日常生活を営むことに不安があると認められる者」とされています。いまのところ、対象地区は東京二十三区、武蔵野市、三鷹市、横浜市、川崎市、川口市の特定の地域、大阪市、京都市、守口市、東大阪市、堺市、神戸市、尼崎市、芦屋市の特定の区域、名古屋市の特定の区域などとなっています。

〈グループホーム〉

認知症の高齢者が、共同生活住居で家庭的な環境のもと地域住民と交流したり、入浴・排泄・食事の介護など日常生活上の世話と機能訓練を受け、能力に応じて自立した日常生活が営めるように設けられた施設です。

家庭的な雰囲気が特徴で、一戸建ての家を改築しているところなどもあります。全国におよそ九千三百ヵ所あり、約十三万人が入居しています。六十五歳以上で要支援2以上の方が利用でき、費用はおおよそ月十五万から二十万円程度です。地域密着のサービスなので、利用は施設がある市区町村の住民のみです。

なお、グループホームは要支援2から入居できますが、入居者は次第に介護度が上がっていくため、介護度が高い人たちが集まった場合には、自立を促すことが難しくなっているのが現状です。事前によく見学し、施設はいまどのような状況なのか、また本人の介護度が上がった場合はどのような対応が可能なのか、きちんと確認しておいたほうが賢明です。

〈有料老人ホーム〉

有料老人ホームというと、入居金が高くて高級なイメージを持たれている方も多いのではないでしょうか？　たしかに入居金だけで数千万円という高額なものもあります。

有料老人ホームは、「老人を入居させ、①食事の提供、②介護の提供、③洗濯・掃除等の家事、④健康管理のいずれかのサービスを行っているもの」と定義され、介護が必要になった場合にホームが提供する介護サービスを利用する「介護付き」と、介護が必要になった場合もホームの居室で生活しながら外部の訪問介護などのサービスを利用できる「住宅型」に分けられます。

ところで、有料老人ホームは入居金が高いからすべてが安心、というわけではありませんし、入居金が少なくても人員の配置がぎりぎりだったり、居住スペースが狭かったりするところもあり、実際に見てみなければその良し悪しはわかりません。また、契約書を精読しないと、介護が重くなった際に退去を求められたり、入居金の払い戻しが受けられないなどのトラブルも発生します。入居に際しては必ず本人か家族、または後見人が契約書をよく読み、不明なところは確認してから契約するようにしてください。

〈サービス付き高齢者向け住宅〉

サービス付き高齢者向け住宅（サ高住）とは、「高齢者住まい法」によって二〇一一年十月から制度がスタートした、介護・医療と連携して高齢者の安心を支えるサービスを提供する賃貸住宅のことです。住宅としての居室の広さや設備、バリアフリー構造といったハード面の条件を備えるとともに、ケアの専門家による安否確認や生活相談サービスを提供することなどが特徴で、有料老人ホームのような高額な入居金は必要なく、家賃もその地域の相場と一致するようになっています。

新しい制度ということもあり、地域や住宅によって入居対象者はその住宅ごとに違います。「自立型」といって比較的元気な人を対象にするところと、医療機関や福祉施設が併設された「医療・介護型」などがあります。またサービスの内容は、安否確認や生活相談が中心であり、介護が必要な場合は別途介護計画を立てる必要があります。たとえば、日中、スタッフがいたとしても、トイレに行きたいから介助してほしいというのは、この場合、サービス外となります。

住居と同じ建物の中に訪問介護事業所や訪問看護事業所、クリニックなどが併設されているところもありますが、それらが階下にあるからそれだけで安心というわけではなく、入居に当たっては仕組みをしっかり理解して、どのようなサービスがどう受けられるのか、きちんと確認することが必要です。

〈東京シニア円滑入居賃貸住宅〉

東京都が定めた一定の基準を満たしていて高齢者の入居を拒まない賃貸住宅のこと

で、都に登録されたものを指します。高齢者が借りられる賃貸住宅とその情報が少ないことから、情報登録閲覧制度によって入居希望の高齢者のために広く情報提供を行っています。都が定める基準は、ひとり当たりの住居面積のほか、各戸に台所や水洗便所、洗面設備を備えたもの、などとなっています。介護などが必要な場合は居宅サービスを利用することとなります。

〈シルバーハウジング〉

シルバーハウジングとは、ライフサポートアドバイザー（ＬＳＡ）による生活相談や安否の確認、緊急時対応が可能な公営住宅のことです。六十歳以上の個人、または夫婦どちらかが六十歳以上の世帯、障害者単身世帯または障害者と配偶者からなる世帯の方が入居の対象となります。全国に約九百カ所（約二万三千戸）ほどあります。なお、ライフサポートアドバイザーとは、シルバーハウジングに配置されている生活援助員のことで、約三十戸にひとりの割合で配置されています。

施設とサービスをチェックしよう

さて、施設に移り住むことを決め、情報を調べて希望の施設が見つかったら、必ずその施設を訪問して自分の目でチェックすることが必要です。

それも、漠然と見学して説明を受けるのではなく、そこが本当に自分に合う施設かどうか、必要なサービス提供が受けられるのか、細かな部分まで見て、質問し、確認しなければいけません。なぜなら、そこがあなたの「終の棲家」となるかもしれないからです。

以下に掲げるチェック項目は、高齢者が無理のない経費負担で医療・介護を受けながら安心して暮らせる「新しい場づくり」をめざして、現在、私たちが開いている勉強会のメンバー、満田将太さん（高齢者住宅仲介センター代表取締役）が提供してくれたものです。書式など一部を変えてありますが、実地見学の際に役立ちますので、ぜひ利用してください。

なお、これらチェック項目は同社のホームページ（http://en-count.com/）にも無料ダウンロード版が掲載され、チェックシートとして刷り出すこともできます。

〔付録〕

高齢者住宅の「施設とサービス」チェック項目

●場所と交通機関

チェック項目	メモ
□最寄り駅・駅からの交通手段	駅
□最寄り駅からの所要時間	〔　　〕分
□家族の家からの所要時間（駐車場の有無も）	〔　　〕分　駐車場　有・無
□最寄りのコンビニ・スーパー	
□周囲の環境（騒音、坂道、自然環境、病院）	

●費用関係

チェック項目	メモ
□入居時にかかる費用の総額	
□月額利用料金　居住費	
□〃　　　　　　共益費	
□〃　　　　　　食費	
□〃　　　　　　その他	
□部屋の水道光熱費は共益費に含まれるか実費か	共益費に含む・実費
□オプションサービスにかかる費用は	〈サービス表チェック〉
□実費請求されるものの内訳とその概算	
□入居条件、保証人の有無	要・不要・後見人制度利用

●施設・住宅全体

チェック項目	メモ
□整理整頓されているか（掃除が行き届いているか）	
□手すりの配置や安全面の設備が整っているか	
□いやな臭いがしないか	
□全体の戸数・夫婦部屋の戸数	〔　　〕戸　うち夫婦〔　　〕戸
□訪問介護事業所併設か	
□デイサービス併設か	
□送迎等の専用車があるか	有・無

●共用部分

チェック項目	メモ
□建物出入り口のセキュリティーは（暗証番号等）	
□共用部分は車椅子でも利用できるほど広いか	
□食堂は明るく清潔か	
□浴室の使用ルールはどうなっているか	
□重度の要介護者に対応できる入浴設備があるか	有・無
□洗濯室の使用ルールはどうなっているか	
□台所の使用ルールはどうなっているか	
□来客時に使用できるスペースはあるか	有・無
□家族の面会時間の制限はあるか	（　　）時～（　　）時・なし

●居室部分

チェック項目	メモ
□居室の広さは十分か	〔　　〕平米
□手すりが必要箇所にあるか、後付けは可能か	
□居室の付随設備（トイレ・浴室・キッチン・洗濯場所）	トイレ・浴室・台所・洗濯場
□トイレ浴室は介護が必要になっても使いやすいか	トイレ＝ 浴室＝
□収納スペースは十分か	
□仏壇を置けるか（線香は可能か）	仏壇　可・否　線香　可・否
□緊急通報ボタンは適切な場所に配置されているか	
□ベランダに出ることは可能か	可能・不可能
□ドアのタイプは引き戸か開き戸か	引き戸・開き戸

□ **持ち込み禁止品について**

□ **部屋での飲酒・喫煙は可能か（喫煙スペースは）** 可・不可

□ **ペットは飼えるか** 種類＝

● **生活支援サービス**（主にサービス付き高齢者向け住宅や住宅型有料老人ホームの場合）

チェック項目	メモ
□ **常駐スタッフがいるかどうか**	
□ **夜間のスタッフ対応はどうなっているか**	
□ **緊急時にはだれがどう対応するのか**	
□ **安否確認はどのタイミングで行うのか**	
□ **基本サービス以外で提供サービスに上限はあるか**	
□ **ゴミ出しサービスの有無とその利用方法**	

□洗濯や掃除サービスの有無とその利用方法
□買物代行・付き添いサービスの有無とその利用方法

●介護サービス

チェック項目	メモ
□介護サービスの契約相手先は	
□ケアマネを引き継げるか	
□介護保険料の一割負担を超過する可能性はあるか	
□短時間介助（食堂への移動等）の取り扱いは	
□オプションサービスについて（内容は）	
□一週間の入浴回数の目安	
□介護度の重度化や認知症になった場合の対応は	

□ **介護度の重度化や認知症で住み替えが必要か**

●医療サービス

チェック項目

メモ

□ **提携クリニックの有無と内容（定期検診・月額）**

定期検診〔　　〕時

〔　　〕円／月

□ **看護師はいるか。看護師の対応時間は**

有・無〔　　〕時～〔　　〕時

□ **対応不能な医療行為は**

□胃瘻　□インスリン

□人工透析　□在宅酸素

□その他

□ **入院した場合の対応は**

□ **投薬管理はしてもらえるか**

●食事・レクリエーション・その他

チェック項目　　　　メモ

□食事はどこで作られるか

□食事の価格　朝＝　昼＝　晩＝

□食事の時間は決まっているか　朝＝　昼＝　晩＝

□おやつは出るか

□介護食、病気に合った食事は可能か　有料・無料

□食事の申し込みとキャンセル期限

□入居者同士のコミュニケーションの機会はあるか

□レクリエーションの頻度、内容、価格について

□平均介護度 平均年齢 男女比率 車椅子の割合は

□退去料金について

第十章 ● 心温まる環境で暮らし続けるために

いまこそ団塊世代の活躍のとき

二〇一四年には、第二次世界大戦直後のベビーブーム期に生まれた、いわゆる「団塊世代」（狭義には昭和二十二年から二十四年生まれ）の方々が、みな六十五歳以上の「高齢者」となりました。

それによって日本の高齢者人口は急増し、多くの問題が表出してきたわけですが、この事態は、はたして日本社会にとってピンチなのでしょうか。

まず、「高齢者」となったばかりの団塊世代の人々のことを考えてみましょう。

この世代の方たちは、学生運動などに参加したり、その後は高度経済成長を支えたり、社会に大きな影響を与えてきた世代です。また、戦後民主主義で育った最初の世代でもあります。

そして、見渡してみると、どうでしょうか？　周囲にいる団塊世代は、高齢者とは名ばかりで、まだまだお元気な方が大多数なのではないかと思います。小さいころから周囲に仲間があふれ、競争社会の中で生きてこられたこの世代は、いい意味で生きるパワーがあふれている世代です。場合によっては現役世代を圧倒するような元気もあります。

繰り返しになりますが、急速に進む超高齢社会は「介護が必要な人が増える」、「労働力人口が減る」、「社会保障にお金がかかる」と、マイナスイメージばかりで語られます。しかし、団塊世代の方々の元気さを目の当たりにすると、私はこの世代の方たちこそが、このイメージを変えてくれるのではないかと期待しているのです。

団塊世代のなかには、身内の介護を担ってきた方も多いでしょう。社会の第一線でさまざまな困難を乗り越えてきた方もいらっしゃるでしょう。そうした経験に加え、社会への知見も備えた団塊世代は、自分たちが八十歳を超えるころには国の財政がもっと厳しくなることや、要介護の高齢者が増えること、介護の人材不足も深刻化することなどを察知しておられます。

いまとは違って、これからの「老後」が行政だけには頼れないことを知ってしまった団塊世代は、その培った「社会観」のなかで、どう動こうとするのでしょうか。

私が注目し、期待するのは、団塊世代の人々がグループをつくって社会的ムーブメントを起こすことができる世代だというところです。そんな人々が、直接自分にも降りかかってくる超高齢社会の問題に対して、若いときから培ってきた経験や知恵を結集し、連携して「相互扶助」の仕組みをつくり出してくれないかと、ひそかに、そして切に願っているのです。

この「相互扶助」は、初めのうちはもちろん、きちんとした「仕組み」そのものではなくてもいいでしょう。また連携するのも、必ずしも高齢者同士でなくてもいいと思います。「まずは隗より始めよ」で、たとえば元気な高齢者なら、自分の孫だけでなく、ご近所の子どもの保育園や学校の送迎サービスを始めてもいいかもしれません。運転が得意な方はその能力を活かして、買い物や通院のお手伝いもできますね。「それほどの元気はない」「特技もない」という方でも、高齢者の方の見守りや安否確認などなら、できるかもしれません。

そうした「人助け」は自身の「健康法」にもなると第六章でも触れましたが、もちろん、その人の「自分のための社会活動」の第一歩でもあります。それが仲間を得て広がりを持てば、ひとつの運動になります。個人対個人ではさまざまな障害も限界もあるでしょうが、団体をつくり、ルールをつくれば、参加する人もサービスを利用したい人も増えるのではないでしょうか？　それをささやかにでも有償化すれば、現役世代ほどの収入にはならなくても有償ボランティアという形で参加者も増え、生きがいにもつながり、サービスを頼むほうも遠慮なく頼めます。

決して事業を起こすというのではない、利潤追求の手段でもない、そうした小さなグループが、草の根のようにあちこちに生まれ、連携し、行政や他の機関ともつながっていけば、組織やサービスのネットワーク化、システム化、制度化へと進んでいくことも期待できます。

行政だけに頼るのではない、自助的な老後対応の取り組みが団塊世代の方々の働きで始まれば、超高齢社会の風景は変わります。

本当に専門的な介護が必要な人だけは介護職の方にお願いするとしても、それ以外の支援や介護は高齢者間の相互扶助的な役割のなかで営まれるという新しいシステムが、そうしたことによって生まれるのではないでしょうか。

情報社会、ネット社会だからこそできること

時代の流れは、加速度的に進んでいます。

いまの高齢者の方々が幼なかったころは、冷蔵庫も車も洗濯機も、そしてテレビもエアコンもない時代でした。それらが当たり前の家財となった後も、パソコンや携帯電話、スマートフォンと、私たちを取り巻く道具はめまぐるしい勢いで増え続け、とくに情報データの爆発的増加とツールの変化の速さは来年の予測すら難しいほどになっています。

それにつれて情報も日々大量に発信され、私たちはそれを自分で選んで収集し、判断して取り入れなければならない時代になってきました。

そんななか、たとえば介護保険は施行されて十五年が経とうとしています。その間に、この制度もどれだけ変わったことでしょうか。前にも触れたように、専門家であるケアマネでさえ把握しきれないほど、制度は細かく変わってきています。これは医療の

世界でも同じような状況です。制度が複雑で書類と会議が多すぎるのです。制度を単純化し、だれにでもわかりやすいものにしていかないといけません。

法律が変わる是非についてはここでは触れませんが、ともかく、いまもこの日本では制度はめまぐるしく変わり、それについて知ろうとすれば、新聞やテレビ、ネットなどの情報をきちんと得ておくことが必須となるでしょう。

法律や制度についてだけではありません。高齢者が自分の生活にかかわる「世の中の変化」を知ることは、行政などの不足を補って「自助」の形をつくるうえでも、前述のような「相互扶助」のあり方を考えるうえでも欠かせません。

自衛できることは自衛するために、ネットなど便利な手段を駆使して情報を集め、仲間と呼びかけ合って互助会などを結成しておけば、居住地の市区町村に働きかけて独自の制度をつくることも可能になるでしょう。また、そうした先行例があり、うまくいっている自治体などがあれば、それがどんな仕組みなのか、ネット社会であれば比較的容易に知ることができますし、実際に見学に行くこともできるでしょう。

さまざまな情報のツールが増えたことは新たな可能性がある、ということでもあります。ネット社会で現役時代を過ごし、情報ツールを駆使することもできる新しい世代の高齢者、つまり団塊世代には、そんなことも期待したいのです。

救われぬ「中間層」のために

いま、高齢者や高齢期を迎えようという人にとって最大の問題のひとつは、やはり「住居」だろうと思います。

自分が終末期までを過ごす「終の棲家」をどうするのか。そこが思うようにならない悩みが、多くの人を覆っています。

たとえば、お金がたくさんあるという方なら、いざというとき介護保険に頼らなくても、自費で自宅にお手伝いさんやヘルパー、看護師を雇うこともできるでしょう。有料老人ホームに入ることも楽々と選択肢に入るかもしれません。

一方、お金がなくて困っている最低辺層の方々も、それはそれで国の福祉が受けられます。生活保護が得られるのはもちろん、特養などの老人施設も、所得が低ければ優先的に入れます。

ところが、低所得層ではないが、お金に余裕があるわけでもないという人々、つまり高齢者の大半を占める「中間層」の人々には、積極的に選んで移れる「終の棲家」がないのです。

そういえば近年、生活保護でもらえるお金が、一般の人の年金受給額を上回っていると問題になったことがありましたね。もちろん、人にはそれぞれ、さまざまな事情がありますから、生活保護を受ける立場の方を責めるつもりはありません。しかし、長年こつこつとまじめに働いてきたふつうの方たちが、年金では暮らせない、介護が必要になっても入れる施設がないという現実は、あまりにもお粗末な社会福祉の実態を露呈しているのではないでしょうか？

介護も必要になってくるから施設に移ろう、そこを終の棲家にしようと思っても、有料老人ホームは高すぎる、しかし特養には入れない、そのジレンマで困っている方（あるいは家族）が、いまの日本にはいったいどれだけいらっしゃることでしょう。

また、やむなく有料老人ホームに入ったが、無理をしたので最後までお金がもちそうにない、だからすぐにでも特養に移りたいが、それもかなわない——そんな不安と困惑を抱えている方が、どれだけいらっしゃることでしょう。

そうした中間層の方々のために、法律で基準を決めて始まったのが「サービス付き高齢者向け住宅」ですが、地方ではともかく、都心ではこれもまた、それなりに費用がかかるのが実状です。

じつは……、とここであらためて申し上げておけば、私もまた、こうした中間層の方々に安心して地元で暮らしてもらいたいと思って、「サービス付き高齢者向け住宅」をつくったひとりです。南青山に開設したこの施設は、医療法人が運営していますので、医療的ケアやターミナルケアの方も基本的に受け入れ可能です。ホスピスとしての機能もあり、末期がんや老衰の入居者さんを何人も看取ってまいりました。そして経済的にも高額な入居金はかかりません。しかし、やはり、ふつうに働いてきたサラリーマンの年金で全部をまかなえるかというと、地価の高い都心の一等地にあるため、正直、難しいところもあります。

「年金で最期まで」は可能か？

ところで、私どもの医療法人が、この「サービス付き高齢者向け住宅」を開設した背景には、訪問診療の経験で得た実感がありました。

私は地元に戻ってきたころ、都心には想像した以上に独居の高齢者の方が多いなという印象を、まず持ちました。そうした独居の方々は、ぎりぎりまで住み慣れた家で暮らしたい、とおっしゃっていても、終末期が近くなると、やはり心細くなられるのです。身寄りのない方もいらっしゃるし、息子さんや娘さんが海外にいらっしゃるケースもあり、容易に駆けつけられる状況ではない場合が多々あるのです。だからといって、地元の特養にでも入ろうと思っても、いっぱいで入れない。もちろん、いまさら友だちのいない郊外や地方へ移住するのもいやだ。そんな高齢者たちの声をたくさん聞いてきました。

そうした声を聞くうちに、独居の高齢者の方が地元から離れることなく、最期まで安心して暮らすことはできないのだろうか、そんな思いが募ってきて、自分の地元でもある港区にサービス付き高齢者向け住宅を開設するに至ったのです。

開設してみると、入居者の方々のところには、これまでのお友だちが気兼ねなく遊びに来られています。前述のように医療法人の運営ですから、医療的ケアが必要な方も安心して過ごしておられます。その安心感で入居者が最期まで過ごせるようサポートしていきたいと思っています。

話を一般論に戻せば、この「サービス付き高齢者向け住宅」というのは、有料老人ホームと違って、一般賃貸住宅と同じような家賃設定をするように決められています。敷金（保証金）も同様で、退去のときに返還されます。

しかし、そうはいっても、都心の家賃は相場そのものが高いため、賃料も高くなるのは否めません。ですから、入居するには比較的余裕のある方や資産のある方でないと厳しいという一面があります。サラリーマンの厚生年金ではまかないきれない面が、たしかにあるのです。これでは「有料老人ホームにも特養にも入れない中間層の高齢者」を救いきることにはならないわけです。

日本の高度経済成長を下支えして、まじめにこつこつと働いてきた人たちに、きちんと報いるのは国や社会の大事な仕事だと思います。しかし、その具体的な姿は「年金で最期まで、介護も受けて暮らせる終の棲家」があるということではないでしょうか。それには施策の立案を官僚や政治家だけに任せるのではなく、多くの人の知恵が必要になると感じています。

私自身も、サービス付き高齢者向け住宅をつくったことでよしとしているわけではありません。いまは救われていない多くの地元の方々が、厚生年金程度の料金で最期まで暮らせるような場をつくることはできないかと、じつは異業種の方たちと一緒になって定期的な勉強会を開いているところです。医療の世界、介護の世界とは違う発想に着目しながら、できるだけ早く、それが実現できるよう知恵を絞ろうと思っています。

みんなで「夢」を語ろう、挑戦しよう

いま、前述の私たちの勉強会では、いろいろなアイデアが提案されています。

たとえば、空きマンションの一室を利用して低料金のグループホームにすることはできないか、同じビル内に保育所をつくって交流できないか、マンション一棟すべてをひとつのモデル事業として、一階にはカフェやコンビニ、低層階には高齢者施設や保育所を置き、上層階には子育て世代に住んでもらって、みんなが全体を見守るという互助の体制をつくれないか、とか……。

こうしたアイデアは、いまの時点では夢物語のように思えても、語らなければ実現もないという前提で、自由に意見を出し合っています。そして、こうした発想はたくさんの人々が行き交う都心だからこそ可能になり、多様な人の努力の結集によって、実現もできるのではないでしょうか?

その「都心」や「都会」ということで、ここでまた申し上げておけば、じつは「都会ではプライバシーが保たれている」というのはヨーロッパ的な発想で、日本の都市庶民の暮らしにはプライバシーなどありませんでした。長屋も多かったですし、一戸建ての家屋でも、相当大きな家でもなければ隣家の声が筒抜けというのが実態でした。それがいいとは申しませんが、そのことが、ときに夫婦げんかや虐待の抑止にもなっていたと思います。

数日顔を見なければ、ひょいと顔を出して様子をうかがう、それがひと昔前の都会の姿だったのです。そして、いまの高齢者の方々はそんな暮らしの体験者でもあるのです。ある程度のプライバシーを保ちつつ、ほどよくお互い交流もする、という暮らしは、決して異質な暮らしではなく、高齢者にとっても、他の世代にとっても悪くないのではないかと思っています。

私たちの勉強会は、そうした思いを前提にして議論を進めていますが、似たようなことを夢想しておられる方は、いま、あちこちにたくさんいらっしゃるのではないでしょうか。

前に、団塊世代はまだまだ元気で、グループをつくって活動するのが得意だと申しましたが、社会経験豊かで活動的な人々が幅広く知恵と力を寄せ合えば、多くのことが可能になります。資金の調達や法律の壁など、実現への困難は多々あっても、それは目標や理想を持って活動する人にとってはエキサイティングな人生の時間にもなるでしょう。そして何よりも、年老いた人の気持ちや状況に寄り添うことができる近い世代からのアイデアと、その行動力は貴重です。

団塊世代のみなさんには、ますます深化する超高齢社会のなかで自分たちの生活を豊かにするためにも、独自の試みに挑戦していってもらいたいのです。ここはひとつ、みなさんの知恵と力で、夢物語を現実のものとしていきませんか？

「都会の良さ」に包まれて

いま六十五歳の「若い高齢者」になりたての人も、十年後には七十五歳、二十年後には八十五歳の「本当のおじいさん・おばあさん」になっていきます。

それまでどんな経緯があるにせよ、死が確実に近づいてくる——。そんな実感が深まるなかで、あなたが大事にしようと思うのは、いったいどんなことでしょう。

私の見聞では、人は最期が近づくほどに「人」を求めるもののように思えます。人生を通して、ひとりでは生きてこられなかった「人間」は、やはり人とのつながりのなかで、それを確かめながら死のうと思うものなのでしょうか。

あなたがもし、都会でひとり暮らしをしているとして、いよいよ最期が近くなったとき、だれか声をかけられる方はいらっしゃいますか？　あるいは、もう人を呼ぶことができないあなたに、安否を気にしてくれる隣人や、一日一回でも見守りに来てくれる方はいらっしゃいますか？

私の話を締めくくるに当たって、そんな質問を念頭に置きながら「都会での人の暮らし」を思うとき、じつはあまり悲観的にならなくてもよいことに私は気づき始めています。

都会では、お互い隣に住む人の顔も知らないし、あいさつもしない、ドライでプライバシーが守られているという「印象」は、じつはごくごく一部の例からつくられたものだと思います。

少なくとも都会には、代々住み続けている地元の人と、新しく移り住んだ人たちと、できるだけプライバシーを守りたいという人たちが、混在して暮らしています。都会の特徴は、これら多様な人たちが混沌と入り交じっているところにあるのであって、「来る者は拒まず、去る者は追わず」の姿勢がなんとなく備わっているのも大きな特徴なのではないでしょうか。

ですから、新しく移住してくる人のなかにも、地域の活動やお祭りなどに積極的に参加して、旧来の地元住民以上に地元をよく知るようになる方がいますし、地元住民もそういう方々を「よそ者」扱いはしないのが都会の町ではふつうです。少なくとも、私の住んでいる町内会では新・旧の住民が仲良く町内会の飲み会に参加しています。もちろん、プライバシーを守りたいという人のところにずけずけと入り込んだりはいたしません。

それに、たとえば私の地元の麻布や六本木あたりでは、下町の気質も残っていますから、だれかが困っているとなれば、あまり知らない人でも「助けよう」とします。

また、これは私自身の例ですが、じつは同じ町内会の独居の中年の友人は、緊急連絡先を私の自宅にしています。万が一の場合（ないことを祈りますが）、警察などから私に電話がかかってくるのです。これは医師という職業だからではありません。近所の大切な友人として、私はそれを引き受けているわけです。都会でも人間関係さえ築けていれば、こうしたことはだれにでもあり得るのではないでしょうか。私はそんな都会に、じつは温かな人間社会の魅力を感じているのです。

そう考えれば、「最期まで自宅で」という方の思いも、都会だからこそかなえられるのではないかとさえ思えてきます。都会は、なんといってもお隣さんが近いのです。そして、いくら高齢化が進んだとしても、若い世代を含め、いろいろな人が住んでいるのが都会なのです。

隣近所、そしていろいろなネットワークを使って、多様な世代の人たちが、ほんの少しずつお互いを見守っていく――。団塊世代をはじめ、新しく高齢者となる人々の知恵や努力は必要としながらも、それが可能になるのが都会の利点ではないのでしょうか。

人と人とのネットワーク、人と社会との新しいネットワークを構築することができれば、超高齢社会の高齢者も、もっと楽しく、最期まで人生を謳歌することができるはずだと信じています。

あとがき

病気の本質を知るには遺伝子の研究が必須であると考え、大学卒業後の私は国内外の研究機関に長く籍を置き、日夜遺伝子の解析をしてきました。アメリカでは、日本の縦割り体制とは違い、研究分野と臨床分野の人たちが協力して病気の解明と治療に当たっていました。私も研究と臨床の分野を融合した医療を日本でやってみたい、そんな思いを抱いて帰国したのです。

帰国後は、郊外と都心に、土曜日や日曜日、祝日でも外来診療と訪問診療ができるクリニックを開設し運営してきました。アメリカにいたころは多忙を極めていましたので、少しはゆっくりとした時間も持てるのではないかと思っていたのですが、実際に訪問診療を始めてみると、たいへんな状況に驚きの連続でした。

私が想像していた以上に、高齢者の置かれている環境が過酷だったのです。

訪問診療を希望される患者さんは通院が難しい重症な方が多いのですが、それでもひとり暮らしの方がかなりおられました。ぎりぎりのところで辛うじて自活しているひとり暮らし。少しでも体調を崩せば入院は免れません。ある程度体調が戻っても、ひとりで自宅に戻るには、だれが見ても厳しい状況です。しかし、「特養」はもちろん、ほかの老人施設はどこもいっぱいで、入居はままなりません。区の職員やケアマネが奔走し、ようやく行き先が決まったとしても、たいてい遠方で、しかもショートステイです。ショートステイ先を転々としているうちに、自宅に戻られることなくお亡くなりになることも多々ありました。古くから地元に住んでいる方も多く、友人知人が多くいる住み慣れた町を離れることに最期まで懸念を示していた方もいらっしゃいました。

自分のできることに限界を感じつつも、「このままではいけない」と、介護や看護の方たちと連携をとりながら、私なりに医療の分野に限らずに、高齢者の方たちが地域で最期まで暮らせるよう力を尽くしてまいりました。

この本は、これまでの医師としての私の経験と、試行錯誤しながらも高齢者の生活を支えようと働いてきた諸活動のなかで実感したことの一端を、みなさんにお伝えしようと思って書いたものです。これから老後の人生を送り、終末期をどう迎えるかを考えておられる方々の「考え方」の一助になれば幸いです。

私が医療だけではなく、社会全体をよくしたいと強く思う気持ちの根底には、子どものころの経験があります。私が中学三年生のクリスマスイブの日、父が急死したのです。受験を目前にして混乱する私に、当時の担任の先生は、私が困らないようにさまざまな配慮をしてくれました。下に妹と弟がいたため、先生は、私が知らない間に高校での奨学金の手続きをしてくれたのでした。

私はその後、高校、大学、大学院と、奨学金のおかげで勉強を続けることができました。すべての返済を終えたのはほんの数年前のことです。多くの人たちに支えられて自分のやりたいことをあきらめずに続けることができました。ですから、その恩返しの意味も含めて社会貢献をしていきたいのです。高齢者の方々も、奨学金という社会の制度を支え、それによって私を支えてくれた人たちなのです。

読者の方も、本書を読まれて賛成または反対の意見をお持ちになるでしょうが、批判的にでもぜひともよく考えていただき、ひとりひとりが少しでも超高齢社会をよくするための行動を起こしていただけたなら、みんなが最期まで自分らしく安心して暮らせる社会ができていくのではないかと考えています。安全で安心できる心温まる社会に日本が再生し、若者はもちろん、高齢者にとっても光り輝く未来が訪れることを願ってやみません。

最後に、この本をまとめるに当たっては、私たちの勉強会のメンバーでもあるライターで社会福祉士の石川未紀さんにたいへんなご尽力をいただきました。石川さんには、私がこれまであちこちの雑誌などに書いてきた文章を集め、整理し、取材も加えて一冊の本になるように文章や構成上の形を整えていただきました。また、発行元である東海教育研究所の岡村隆さんには、担当編集者として多くの助言や文章表現上の具体的なアドバイスをいただきました。私の親族、友人、知人、恩人等々すべての方々、そして、この本の内容にかかわる勉強会などでお世話になっているみなさまや読者のみなさまへの感謝の念とも併せて、あらためてお礼を申し上げる次第です。

二〇一五年五月　　医療法人社団 光輝会 理事長　土屋輝昌

土屋輝昌　つちや・てるまさ

1960年、東京生まれ。1990年東京大学大学院医学博士課程修了、医学博士号取得。東京大学医科学研究所、ハーバード大学医学部で遺伝子の研究に従事。帰国後、東京・福生市（ひかりクリニック）と地元・港区（麻布光輝クリニック）に、土・日・祝日も外来診療と訪問診療に対応できる医療機関を開設・運営。独居の高齢者や終末期の患者のために、青山メディケア（サービス付き高齢者向け住宅・看護小規模多機能型居宅介護事業所）と麻布メディケア（居宅介護支援事業所・ヘルパーステーション）を開設・運営。「心温まる医療と介護」をめざして、日々奮闘中。医療法人社団光輝会理事長。

http://www.azabuclinic.jp　E-mail: office@azabuclinic.jp

大都会で最期の日々を送るには

ホームドクターと考える「老後入門」

2015年7月10日　第1刷発行

著　者　土屋輝昌
発行者　原田邦彦
発行所　東海教育研究所
〒160-0023 東京都新宿区西新宿7-4-3 升本ビル
電話 03-3227-3700　FAX.03-3227-3701
発行所　東海大学出版部
〒257-0003 神奈川県秦野市南矢名3-10-35 東海大学同窓会館内
電話 0463-79-3921
デザイン　ひねのけいこ
印刷所　株式会社平河工業社

月刊『望星』ホームページ　http://www.tokaiedu.co.jp/bosei/
Printed in Japan　ISBN978-4-486-03790-3 C0036
定価はカバーに表示してあります。

さまよえる町

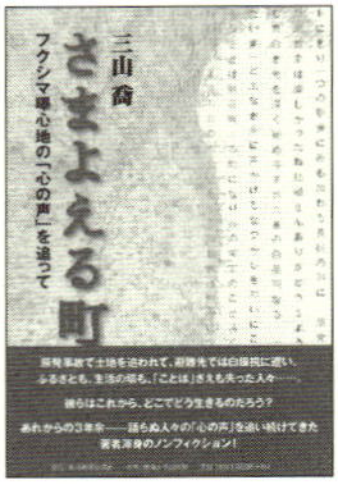

フクシマ曝心地の「心の声」を追って

三山　喬 著　四六判・並製　304 頁　定価（本体 1,800 円 + 税）
ISBN　978-4-486-03786-6

福島原発事故で「全町避難」となった“曝心地”大熊町の１万人余は、さまよい続け、散り散りになり、異境の町で死を迎える人もある。そんな明日をも見えずにさまよう町と、さまよう人々の姿を描き出す渾身のノンフィクション。

おじいちゃんの絵ツィート

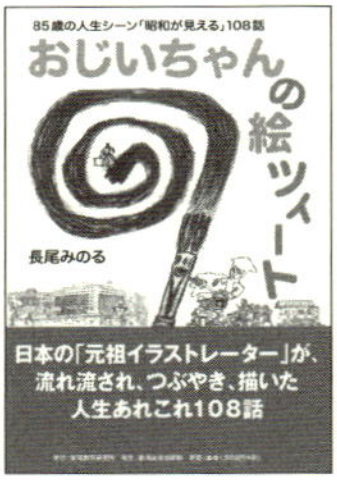

85 歳の人生シーン「昭和が見える」108 話

長尾みのる 著　四六判　248 頁　定価（本体 1,500 円 + 税）
ISBN　978-4-486-03784-2

日本の「元祖・イラストレーター」でいまも現役 !!
85 歳の著者がつぶやく絵入りの「昭和」と、波乱万丈の人生シーン。
昭和の文化を彩った人も事件も次々登場！

笑いの日本文化

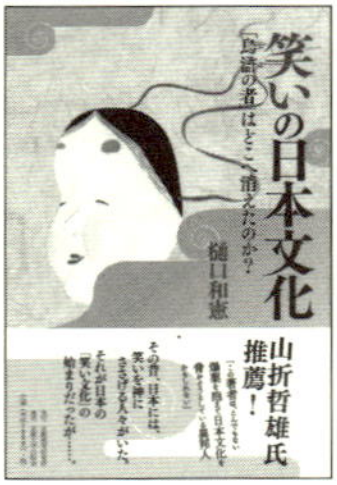

「烏滸の者」はどこへ消えたのか？

樋口和憲 著　四六判　288 頁　定価（本体 2,000 円 + 税）
ISBN　978-4-486-03750-7

豊かな笑いが消えてしまった現代日本―。柳田国男が「烏滸の者」と呼び、その消滅を嘆いた人々は、いったいどこへ消えたのか？日本文化の源流深く分け入り、「笑い」の起源や歴史的変容を掘り起こす。

人類滅亡を避ける道

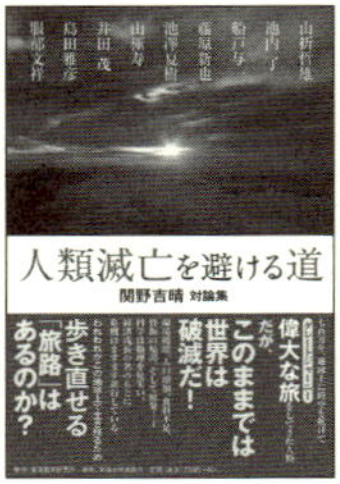

関野吉晴対論集

関野吉晴 著　四六判　280 頁　定価（本体 1,800 円 + 税）
ISBN　978-4-486-03748-4

誕生以来 700 万年、偉大な旅（グレートジャーニー）をしてきた人類。だが、このままでは世界は破滅だ！われわれがこの地球上で生き残るため、考えられる「旅路」はあるのか？山折哲雄、船戸与一、藤原新也、池澤夏樹、島田雅彦ら９人と語り合う。